颞下颌关节紊乱病

步治疗计划

The TMJ Healing Plan:
Ten Steps to Relieving Headaches, Neck Pain and Jaw Disorders

编著 ◎ 〔美〕辛西娅·彼得森（Cynthia Peterson）

主译 ◎ 方仲毅　蔡　斌　徐丽丽

译者 ◎ （以姓氏笔画为序）

　　　丁园园　叶济灵　杨海霞　吴超伦

　　　张玉鑫　范　帅　金　磊　姜　鑫

　　　姚　远　唐　燕

校对 ◎ 蔡云路　张世珍

U0217208

北京科学技术出版社

著作权合同登记号　图字：01-2023-0374

图书在版编目（CIP）数据

颞下颌关节紊乱病10步治疗计划 /（美）辛西娅·彼得森（Cynthia Peterson）编著；方仲毅，蔡斌，徐丽丽主译. — 北京：北京科学技术出版社，2023.5（2025.2重印）

书名原文：The TMJ Healing Plan: Ten Steps to Relieving Headaches, Neck Pain and Jaw Disorders

ISBN 978-7-5714-2882-2

Ⅰ. ①颞… Ⅱ. ①辛… ②方… ③蔡… ④徐… Ⅲ. ①颞下颌关节综合征 – 诊疗 Ⅳ. ①R782.6

中国国家版本馆CIP数据核字（2023）第012005号

責任编辑：张真真
責任校对：贾　荣
責任印制：吕　越
图文制作：北京永诚天地艺术设计有限公司
出 版 人：曾庆宇
出版发行：北京科学技术出版社
社　　址：北京西直门南大街16号
邮政编码：100035
电　　话：0086-10-66135495（总编室）　0086-10-66113227（发行部）
网　　址：www.bkydw.cn
印　　刷：河北鑫兆源印刷有限公司
开　　本：880 mm × 1230 mm　1/32
字　　数：220千字
印　　张：9.375
版　　次：2023年5月第1版
印　　次：2025年2月第2次印刷
ISBN 978-7-5714-2882-2

定　　价：79.00元

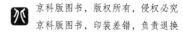

对《颞下颌关节紊乱病 10 步治疗计划》的赞扬

"这是有史以来最有用的一本书，所有颞下颌关节紊乱病患者、治疗颞下颌关节紊乱病的牙医和可能接诊颞下颌关节紊乱病患者的医生都应该阅读。我一定会让美国加州大学洛杉矶分校的口面部疼痛科住院医生阅读这本书，并在我的办公室备上几本。若能给予适当的专业照护，使用本书来消除有害习惯并实施适当的家庭护理的患者将有最好的机会快速而彻底地恢复颞下颌关节的正常功能。"

—— Joseph R. Cohen，DDS，FACD

美国口面部疼痛委员会主席，

美国加州大学洛杉矶分校口面部疼痛、

颞下颌关节紊乱病和睡眠呼吸暂停住院医师培训项目助理教授

"这本书包含了大量可以帮助患者自助缓解疼痛的信息。辛西娅·彼得森将一生的经验编入指南，不仅可以帮助颞下颌关节紊乱病患者，还可以帮助有其他常见的疼痛困扰的人。如果你有面部疼痛，这本书可提供有关缓解疼痛的办法。"

—— Jeffrey P. Okeson，DMD

美国肯塔基大学牙科学院教务长兼特聘教授、

口腔健康科学系教授兼主席、口面部疼痛项目主任

"我几乎已经阅读了现存的每一篇非专业文章，这本书无疑是最好的。彼得森创造了一个系统，任何人都可以遵循这个系统来治

疗颞下颌关节紊乱病，恢复正常生活。这是供临床医生和普通人阅读的杰作。"

—— Will Shannon N. D

澳大利亚免费药品协会主席

"这是有史以来关于颞下颌关节问题最好的书。我做了 35 年的牙科保健师、31 年的口腔肌功能治疗师，这本书说明了一切！对于患有下颌疾病的人，这本书一定能帮助到他们！"

—— Joy Moeller，BS，RDH

口腔肌功能治疗师

"我在美国、加拿大和世界各地为数千名正畸医生授课，我们都有一个共同的需求，那就是出版一本向患者介绍相关知识的书。美国和加拿大有很大比例的人患有不同程度的颞下颌关节紊乱病。这本书阐述了这种疾病的各个方面（包括预防），我非常希望与我的患者分享。"

—— Randall K. Bennett，DDS，MS

"辛西娅：我饶有兴趣地阅读了你的书，我觉得它为颞下颌关节紊乱病患者提供了一个极好的自我管理方案。通常，颞下颌关节紊乱病患者不知道他们可以做些什么来减轻疼痛，也不明白他们一直在做的哪些事可能影响了疼痛的发展。我会毫不犹豫地向那些遭受痛苦的人推荐这本书。我期待着它的出版。"

—— Robert L. Merrill，DDS，MS

美国加州大学洛杉矶分校牙科学院

口面部疼痛和牙科睡眠医学中心副教授、主任

献 给

　　这本书献给我心爱的孩子 Aticus、Anna Caroline 和 Amadeus。愿你们用上帝赐予的时间、天赋和财富来祝福他人的生命。这本书也是我送给你们每个人的礼物，愿你们过上更健康、更幸福的生活。

序　言

可能没有其他临床疾病像颞下颌关节紊乱病和相关疼痛那样容易被误解、误诊和误治。因为这些问题而寻求帮助的患者很容易被引导从而相信他们的问题是由特定原因造成的，但事实可能并非如此。无论患者是通过互联网、书籍还是通过咨询医生来寻求帮助，都可能发生这种情况。声称了解这些问题的人通常有偏向性或隐秘意图。遵循这样的建议可能会导致不必要的和费用昂贵的治疗。

患有颞下颌关节紊乱病的患者一般都看过几位不同的医生，并且大多数医生的意见不同，在经历了各种失败的治疗后，患者仍在寻求缓解病痛的方法。通常，朋友和家人不理解患者所承受的痛苦，因为他们看起来是"正常"的。许多有这些问题的患者被医生视为"只是因为压力过大"。

公平地说，颞下颌关节紊乱病的诊断和管理非常具有挑战性。这在一定程度上是千真万确的，因为两个不同的患者可能有着相似的主诉，但他们有完全不同的潜在问题。尝试将相同的治疗方案应用于两名患者，可能会导致至少一名患者无法获得明显的治疗效果。除非确定了原因（通常是多种原因的组合），否则无法制订具有可预测结果的治疗计划。

虽然对于这些问题可能没有"简单"的答案，但还是有诊断原则可依循的。这本书在提供这些答案方面走了很长的路，但它并不提倡"一刀切"或"菜单式"的治疗方法。它所做的是提供大量有关颞下颌关节紊乱病病因的信息，比如多种有害习惯或不良生活方式可能会导致头部、下颌和颈部出现一系列的症状。因此，患者可以确定其特定病情的潜在原因，然后选择合理的治疗。

对患有颞下颌关节紊乱病的患者来说，这本书是困惑、错误信息和营销炒作的沙漠中的绿洲。本书的相关内容是有充分研究支持的，是基于目前可用的最佳证据所编写的。本书提供的建议是保守的，遵循这些指导原则可以帮助到患者而不会伤害他们。然而，正如作者所指出的，如果你的症状持续存在，这本书不能替代专业临床医生的全面评估。显然，这一领域存在某些患者无法自我评估或治疗的问题（如下颌骨关节炎）。保守治疗的方案总是最好的，应使用良好的临床判断和循证医学资源对潜在的问题进行考虑并对颞下颌关节紊乱病进行专业治疗。

这本书适用于那些寻求自助方法的人，以及那些目前正在接受临床治疗的患者。这是一本非常好的关于下颌骨及其相关结构的解剖学和功能的教育读物。遵循本书中的指导原则也有助于防止今后再次出现下颌问题。

多年来，物理治疗师辛西娅·彼得森为我的患者提供了大量的帮助，她教授他们关于颞下颌关节紊乱病的优秀课程。她将自己的职业生涯奉献给了教育患者和让患者获得主动权的事业。有了如此优秀的参考书，更多的人可以学习她的专业知识。本书将为患者提供有价值的指导，并为临床医生治疗颞下颌关节紊乱病提供有效的工具。书中提供了大量有文献记载的缓解下颌症状的技术。

我真诚地希望本书中清晰、简明的信息能够为那些患有下颌及附近区域慢性疼痛的患者提供解决方案。作者真正了解颞下颌关节紊乱病的特性和复杂性，也真正理解该疾病对患者的生活质量会产生何种巨大的影响。

—— James L. Guinn，DMD

院士，美国口面部疼痛委员会成员

前　言

　　几年前，我被诊断出患有早期乳腺癌，并接受了几次大手术。在那之前，我失去了才华横溢的婆婆，她对癌症的态度曾触动了许多人。由于这些疾病的遭遇，我重新审视了自己的生活，重新评估了我能如何改变这个世界。我不是一个艺术家，虽然我的泡泡字体和绘画都很好。当然，我的孩子和家庭是我首先考虑的，然而，我想知道我是否可以留下一些额外的遗产。

　　这本书就是那个问题的答案之一。我喜欢成为一名物理治疗师，为人们尤其是那些患有颞下颌关节紊乱病的人，提供所需的教育、工具和锻炼计划，让他们重新变得健康和快乐。我喜欢做一名身体侦探，去探寻我的患者为何会有这些问题。

　　当我第一次教我的患者关于下颌、颈部和背部的知识时，我觉得我在分享他们急需却无法获得的隐藏真相。每当我遇到十二三岁颞下颌关节就已经坏了的未成年人，我的心就很痛。不幸的是，人们通常没有学习和改变的愿望，直到他们发现自己出现了严重的疼痛或经历了关节的功能丧失。也许正因为这个原因，健康的习惯很少成为餐桌上的话题，但他们应该关注这些知识。

　　在为患有头痛、颈痛和下颌疼痛的患者们服务多年后，我觉得是时候写这本书了。在本书中，我提供了对传统医学模式的重要补充，这也体现在我的工作中。传统模式主要是针对问题下处方，而不是深入挖掘并消除病因和致病因素。患者也只想得到快速修复，而非寻求长期缓解所需的改变。然而，我相信我们最需要做的是找到问题的根源并将其消除，而不仅仅是治标。正如 Thomas Edison

曾经说过的那样，"未来的医生将不开药，而是会让他的患者对治疗、饮食以及疾病的病因和预防感兴趣。"

想象一下，你家门前有一条充满了坑洼、缝隙和孔洞的道路。你必须每天穿过这条路，并且你经常被绊倒、滑倒或掉进洞里。如果道路未修好，你很可能会一次又一次地受伤。你和你的医生必须通过消除你可能在不知不觉中陷入的致病原因或促成因素，尽可能地找到并修补你生活道路上的诸多漏洞，来阻止你经历"无休止的治疗和复发周期"。在这本书中，我提供的信息可以帮助你修补自己的许多"漏洞"。没有两个人是一模一样的，因此，这取决于你与你的医生决定接受我提出的哪些概念。我重点介绍了几种有害习惯，它们可能是颞下颌关节（temporomandibular joint, TMJ）常见问题的原因或促成因素。我提供了保守和可逆的方法，以更健康的习惯取代有害习惯。

我和 Canyon Rim 物理治疗诊所的同事们在治疗各种颞下颌关节相关疾病以及教育患者群体方面有着 50 多年的临床经验。颞下颌关节紊乱病的治疗通常需要来自医疗各个领域的专业团队共同合作，因此在编写这本书的过程中，我找了很多专家，并将多学科的智慧结合起来，创造了一种综合的方法。本书为患者提供了每个专业领域的基础知识，同时也为患者提供了在一本书中了解所有主题的便利。我的目标是普及基础知识，然后在你需要更多帮助时为你指明正确的方向。本书介绍了即使在最清晰的案例中也经常被忽视的想法和原则。我把一些传统的常识和偶尔的幽默结合在一起。我还讲述了一些患者的故事（为了保护他们的隐私并为了简洁起见，我更改了患者的姓名和所有身份信息）。

为了改善颞下颌关节紊乱病患者的生活，需要更多的相关研究和认识。我将捐赠我从这本书中获得的版税的一部分，以支持 TMJ 相关疾病的研究和认识。

最重要的是，读者朋友，我想帮助像你这样的人。这本书是我送给你的礼物，希望你过上更健康、更幸福的生活。愿你和你的家人在生活中拥有金钱买不到的美好事物，比如健康、爱，以及那种只有当你付出才会作为回报获得的幸福。

致　谢

感谢我出色的丈夫 Bruce 的无条件支持，每当我感到不知所措或气馁时，他都会帮助我坚持下去；还有我才华横溢的嫂子 Jenny Peterson，她帮助提供了插图和照片，以及我亲爱的父亲 Gary Sandquist。没有他们这本书是不可能完成的。我永远感谢上帝的仁慈，感激我所有家人的鼓励。

我从我的物理治疗导师、颞下颌关节紊乱病专家 Steve Shupe（MS，PT，OCS）那里学到了我所知道的关于颞下颌关节紊乱病的大部分知识，他拥有 Canyon Rim 物理治疗诊所，也是我所知道的最杰出的物理治疗师之一。我还要感谢物理治疗师 Dede Lewis、Wendy Zeigler、Connie Thomsen 和 Stacey Corrado。我有幸认识了牙科医生、颞下颌关节专家 James L. Guinn 博士并向他学习，他将自己 30 年的职业生涯献给了治疗颞下颌关节紊乱病的事业，他治疗来自美国 4 个州的患者，帮助 600 多名医生治疗患者。我要感谢言语语言病理学家 Hilary Wilson，她在治疗吐舌癖和吞咽障碍方面受过专门训练，她确保了本书关于舌头和吞咽的章节的准确性。

感谢我的出色的摄影师 Lara Gallagher、Clara Thorup 和 Karen Harrop，还有我的优秀的模特 Sunny Harvey、Lara Gallagher、Jodi Nichols、Lincoln Taylor、Sarah Edwards、Kathryn Gwynn 和 Aticus Peterson。在很大程度上我依赖于许多专家的工作，他们毕生致力于治疗 TMJ 相关疾病和肌筋膜疼痛。他们是我的榜样，其中包括世界著名的 TMJ 专家 Mariano Rocabado 博士、Jeff Okeson 博士和 Jeff Cohen 博士，他们很友善地审阅了我的材料。已故的 Janet

Travel 博士和 David Simons 博士的杰出工作是本书肌肉章节的基础。感谢物理治疗师 Steven Kraus 和 Annette Iglarsh。我还受到工效学家 Alan Hedge 的指导。感谢言语语言病理学家 Hilary Wilson 和 Licia Paskay 以及口腔肌功能治疗师 Joy Moeller 所分享的知识。我印象深刻并十分感谢的是美国 TMJ 协会主席 Terrie Cowley，她孜孜不倦地为这一患者群体服务，并与我进行了多次沟通。我还与颞下颌关节及相关肌肉骨骼疾病基金会（The Jaw Joints and Allied Musculo-Skeletal Disorders Foundation，JJAMD）的创始人 Milton 和 Renee Glass 进行了沟通，他们无私地将时间和精力投入到颞下颌关节紊乱病的治疗上，并推动将 11 月命名为 "颞下颌关节认识月"。最后，但并非不重要的一点是，我喜欢与有能力和有才华的编辑 Alex Mummery 和 Jon O'Neal 一起工作。

重要提示

本书中的材料旨在回顾与颞下颌关节紊乱病相关的资源和信息。我们已尽一切努力提供准确可靠的信息。然而，该领域的专业人士可能会有不同的意见，并且变化总是在发生。本文所述的任何自我管理技术都不能替代彻底的评估，并且评估应该在持有执业资格证的医疗专业人士的指导下进行。作者、编辑和出版商对在自我治疗计划中或在持有执业资格证的医生的治疗下使用本书中的任何治疗或信息资源而产生的任何错误、遗漏、专业分歧、材料过时问题或不利结果概不负责。作者和出版商建议，在开始任何锻炼、牵伸练习或自我管理计划之前，请咨询你的医生或有执业资格证的医疗专业人士。

目 录

引 言

在人体的所有关节中，只有两个关节大多数医生拒绝给予治疗，大多数保险公司拒绝给予承保。这两个关节是下颌骨关节，通常被称为颞下颌关节。如果头痛和颈部疼痛是你最关心的问题，请跳到第4章关于姿势的内容，但也请跳回来，因为下颌骨问题通常会引起头颈部疼痛。

什么是颞下颌关节？

"TMJ"是颞下颌关节（temporomandibular joint）英文的首字母缩略词，颞下颌关节是位于耳朵正前方的小关节。颞下颌关节位于下颌骨髁突的球状末端与颞骨接触的位置。下颌骨通过韧带、肌肉和结缔组织连接到颅骨两侧。这两个关节每天的使用次数超过1000次，说话、咀嚼、吞咽、唱歌、亲吻、做面部表情都要用到它们。甚至在睡觉时都会用到这两个重要的关节，因为你整夜都在吞咽唾液。（有关颞下颌关节解剖学的讨论，请参见第2章。）

当人们有颞下颌关节疼痛等问题时，他们经常说"我有TMJ问题"，然而，这就像有脚踝问题的人说"我有脚踝问题"。涉及颞下颌关节及邻近肌肉和组织的疾病有很多名称，包括颞下颌关节紊乱病（temporomandibular disorders, TMD; temporomandibular joints disorders, TMJD）、颅下颌关节紊乱病（craniomandibular disorders, CMD）、颅面部疼痛和口面部疼痛（orofacial pain, OFP）。在这本书中，我遵循简单原则，使用术语"TMJ紊乱病"，因为它更容易识别，虽然在医学界，TMD 是最常使用的首字母缩略词。研究人员对这种疾病的名称甚至缺乏共识，这使得研究变得很困难，这也说明了患有 TMJ 相关疾病的人所面临的困惑。患者只能在混乱中被分类，通常不知道该向何处寻求帮助。TMJ 协会向美国国立卫生研究院（National Institutes of Health，NIH）提交的报告指出，"TMD 患者在得到明确诊断之前平均看过 6.9 位专家。有个别人（如演员 Burt Reynolds）则看了多达 13 位专家。"

最近，登载于《新英格兰医学杂志》的一项研究表明，40%~75% 的美国成年人报告至少有一种颞下颌关节紊乱病的症状。颞下颌关节紊乱病最常见于 20~50 岁的人。男性和女性都有颞下颌关节问题，然而，寻求治疗的女性比男性多 3~9 倍。

颞下颌关节相关症状造成的社会影响令人担忧。据估计，美国每年因此疾病造成的生产总值损失达 300 亿美元，因头痛和面部疼痛等 TMJ 紊乱症状损失 5.5 亿个工作日。其他症状包括下颌关节和周围区域（包括耳朵）疼痛，张口受限或下颌脱位，颈部、肩部和上背部疼痛。

谁应该读这本书？

如果你有头部、颈部和下颌问题，并希望无痛地进食、咀嚼、吞咽、唱歌和说话，那么养成本书中概述的健康习惯会使你受益。美国国家口腔和颅面部研究所（National Institute of Dental and Craniofacial Research，NIDCR）发起了一项"在治疗颞下颌关节紊乱病方面，尽可能少的干预往往是最好的"运动。参照"除非有科学证据帮助医疗保健提供者做出合理的治疗决定"原则，NIDCR

的建议如下。

（1）尝试进行简单的自我护理实践。

（2）避免对咬合功能或下颌骨造成永久性变化的治疗。

（3）尽可能避免对颞下颌关节进行手术治疗。

这本书有很多关于简单的自我护理实践的信息。

你如何知道自己是否患有颞下颌关节紊乱病？

一些人患有颞下颌关节紊乱病很多年，但直到特别疼痛时才不得不寻求其他人的帮助。另一些人的颞下颌关节问题却是突然出现的。然而这两种类型的人可能有非常相似的症状。有些人可能有颞下颌关节问题，却没有疼痛。颞下颌关节紊乱病患者很少有相同的主诉，通常具有多种症状，例如：

- 面部疼痛和（或）肿胀。
- 头痛。
- 颞下颌关节和周围区域疼痛或不适。
- 疼痛、关节绞索、难以张开或闭上嘴巴。
- 下颌发出咔嗒声或摩擦音。
- 下颌在打开或关闭时卡住。
- 耳痛、耳塞或耳鸣（无感染）。
- 颈部、肩部或上背部疼痛。
- 咀嚼、说话或打哈欠困难。
- 张口时双侧关节运动不平衡或存在咬合问题。
- 健康牙齿不明原因的疼痛。
- 磨牙或者紧咬牙。

● 晨起下颌疼痛或疲劳。

● 吞咽困难。

如果你全身有多个关节疼痛，应该由研究关节疾病的风湿病专家对你进行评估，以确保你没有任何其他潜在问题。

美国国立卫生研究院将颞下颌关节紊乱病分为以下几类。许多人的症状不止 1 种或包括全部 3 种。笔者在这里简化了术语。

（1）肌肉疼痛和功能障碍，或下颌骨与周围区域的肌肉和组织的其他问题。这是最常见的一类。

（2）结构性或内部问题，即关节内结构损坏、失衡或无法正常工作。症状可能包括关节弹响、摩擦音、捻发音（杂音）和关节盘卡住。

（3）影响颞下颌关节的关节炎和退行性炎症性关节疾病，包括骨关节炎、类风湿关节炎和纤维肌痛。

如何使用这本书？

如果你在家时烟雾报警器响了，你会怎么做？不采取行动就有发生悲剧的风险。你会立即调查是什么触发了警报：是否需要给烟雾报警器更换电池，或者因为将烤肉留在烤箱中使得厨房着火？我们的身体每天都会发出警报，而我们却常常忽视它们。

例如，你前一天睡得很晚，早上趴着醒来，牙齿紧咬着，一只胳膊举过头顶，你会感受到明显的紧张性头痛和下巴僵硬。但你无视这些警报，吃了两片镇痛药，然后坐下来吃了一顿早餐：有嚼劲的百吉饼和松脆的生苹果。洗完澡后，你拿着一杯咖啡或你最喜欢的可乐还有 9 kg 重的公文包，或者还带着孩子，匆忙地出了家门。

驾车行驶在早上的车流中让你感觉紧张。你到了工作地点，你的头部、颈部或下颌的疼痛加剧。你懒洋洋地坐在办公桌旁，用肩膀把电话放在耳边，同时礼貌地倾听客户的投诉，并且敲字完成了演示文稿。你嚼着冰块，嚼着口香糖，喝着你的第三杯咖啡。你使用电脑时，键盘和鼠标处于一个不舒服的角度。压力和疼痛一整天都在加剧，你一直想知道为什么你的头部、颈部和下颌受伤了，却从来没有停下来听你身体的"烟雾警报"或调查它们为什么会响。

虽然不可能为头部、颈部和下颌的问题提供永久性治疗，然而，通过应用本书中的原理，你可以了解是什么原因让你的头部、颈部和颞下颌关节发出持续的警报。许多原因都在你的控制之下，它们是可以克服的。

从这个例子可以看出，许多有害的习惯会刺激你的头部、颈部和下颌。但针对众多的刺激以及下颌、头部和颈部的疼痛问题有一些简单、安全的解决方案。像你这样聪明的人一定比以往任何时候都更愿意积极参与对它们的健康管理与干预。

如果你想掌控自己的健康，这本书可以帮助你做到以下几点。

- 消除有害的习惯，用健康的习惯取而代之。
- 通过避免刺激因素，防止或减缓对颞下颌关节的不可逆损伤。
- 提高对疾病的认识，从而提高依从性并取得更好的结果。例如吐舌习惯会引起深覆𬌗，从而需要使用𬌗垫，如果可以改变吐舌习惯，效果肯定会更好。或者一个人的下颌因韧带过度拉伸而引起频繁脱位需要手术时，如果他或她先了解引起韧带过度拉伸的原因，以及如何改变这些有害的习惯，那么他或她肯定会得到更好的手术效果。
- 采用保守和可逆的治疗。根据《新英格兰医学杂志》2008 年的一份报告，85%~90% 的颞下颌关节紊乱病患者可以通过"无创、非手术和可逆的干预"进行治疗。美国国立卫生研究院关于颞下颌关节紊乱病的手册指出，"专家强烈建议尽可能使用保守、可逆的治疗方法。"本书中讨论的治疗方法就是基于这一原则，可以造福于普通民众，也可以造福于那些具有特定颞下颌关节症状的患者。

- 通过学习解决问题和对症状的自我管理来缓解疼痛和功能障碍。

- 节省费用。治疗颞下颌关节紊乱病可能代价高昂。这本书是一个以成本效益高和聪明的方式进行治疗的开始。如果患者养成良好的习惯，可以减少其对更昂贵治疗的需要。如果需要其他治疗，本书中的概念也为该治疗取得更成功的效果奠定了基础。

- 更好地理解医学术语和解剖学，以便能够更好地读懂医学报告，并在 Medline 数据库和其他可靠信息源上进行有意义的搜索，以帮助规划和协调关节的恢复计划。

- 通过写症状日记，你可以开启识别模式，这样你和你的医生就可以"修补"在不知不觉中不断陷入的漏洞，从而掌控你的健康。

- 与医学专业人士进行更有效的沟通。

- 将各学科作为一个团队结合在一起，实现整体的协调治疗。

把这本书中的建议运用到生活中，可以帮助你摆脱痛苦的症状和有害的习惯。你将读到的建议都很简单，已经帮助了数百人。我鼓励你与你的医生（包括牙医）和其他医疗保健提供者合作，制订最适合你的个性化计划。现在让我们开始吧。

1

纠正有害习惯

当你意识到自己的有害习惯以及它们所带来的后果，你一定愿意采取行动，努力用健康的习惯来取代不良习惯。我们都希望通过服用某种灵丹妙药或者毫不费力地按个开关就能治好疾病，但现实是必须付出努力才行。照顾好唯一的身体是最明智的选择，你对身体健康的所有投资都是值得的。

从有害到健康

改变或消除不良习惯的最佳方法是用健康的习惯替代它，然而我的大多数患者甚至不知道他们正在做一些对自己有害的事情。本书会向你介绍与头痛、颈痛和下颌疾病相关的最常见的不良习惯。随着阅读的深入，你可以列出自己的不良习惯，进而知道如何用健康的习惯代替它们。你可以使用下面提供的表 1.1 作为参考，表格中的"改变"部分具有特别的指导意义。

表 1.1　将有害的习惯变成健康的习惯

有害的习惯	健康的习惯	改变
趴着睡	侧睡或仰睡	睡觉时，我在膝盖下方或双膝之间放个枕头 我会在胳膊下放一个枕头，使用身体枕或者在睡衣前面缝个球，避免我翻滚趴着睡 我会让我的伴侣或配偶发现我趴着睡时叫醒我
懒散地坐着	端正地坐着	我需要调整电脑椅靠背和手臂支撑 我会在桌子下放置一个脚凳 我会在汽车座椅上放置一个支撑腰部的东西 旅行时，我会使用充气的后背支撑垫 在 2 周时间内，设置一个闹钟，每小时提醒自己保持健康的姿势

你还必须去觉察许多自己下意识做的事（这些事你一直在做，但从来不曾关注过它们），而这些事可能导致了你的症状。你需要将自己的姿势、呼吸、舌头与牙齿的位置以及吞咽变成有意识的活动。习惯源于一遍又一遍地重复同一件事情，你必须让自己有意识地朝着新的方向前进，直到它变得自然而然。然后你必须继续坚持新习惯，直到你无须刻意思考就能一直正确地保持它们。只有这样，健康的习惯才能在下意识中保持。如果你已经有多年的不正确的吞咽或呼吸习惯，你会很容易重复有害的动作，所以要让自己摆脱有害习惯，必须更加勤奋。请经常回顾你将在本书末尾制订的健康习惯行动计划。起初，你应该每天和每周回顾一下，用以学习和巩固新的健康习惯，之后可以每月回顾一下。每当你觉得不舒服的时候，就再重新评估一下，以确定哪些坏习惯又重新回到你的日常生活中。

10 个步骤

　　本书提供了 10 个步骤。这些步骤不必按任何特定顺序执行，但某些步骤确实相互衔接，例如健康的姿势可以让许多有益的习惯更容易实现。此外，舌头位置正确和有力量可以使正确吞咽更容易。你需要根据你最常做的活动以及对你影响最大的活动来确定优先级，例如，你以相同的姿势一次睡了大约 8 个小时，这便是你需要尽早解决的非常重要的问题。此外，如果每当你使用电脑时症状都会恶化，那么改善你使用电脑的姿势和学习人体工程学将是重中之重。

　　当你阅读每个步骤时，请做好笔记。写下你需要改变的习惯，以及对你的情况最有帮助的观点（可以在页边空白处记录）。当你到达第 10 步时，你可以把这些笔记放在一起来制订行动计划。之后当你评估自己的计划实施得如何时，你可以通过查看笔记并提醒自己最重要的关键点来节省时间。

　　当你明确自己将要调整某个习惯时，应尽快行动起来做出所需要的正确改变，例如在阅读了有关坐姿的信息后，寻找一个后背靠垫并将其固定在你的椅子上，或者当你了解到理想的睡眠姿势时，可以立即正确放置枕头。其他习惯也同样需要得到提醒。

　　请积极主动地使用本书。如有必要，在医疗保健专业人士的帮助下，将我提出的建议应用于自身。每个人的身体和情况都不同。如果你有其他想法或建议，请发送给我，我很乐意分享给觉得它们有帮助的其他人。可以通过电子邮件 TMJHealingPlan@gmail.com 与我联系。

2

重要的解剖

知识就是力量，让自己了解颞下颌关节的构成及其功能是很重要的。这将帮助你了解哪些因素可能导致功能障碍和疼痛，你也能更好地理解 10 个步骤中的练习和建议是如何为你提供帮助的。

颞下颌关节

颞下颌关节将下颌或下颌骨连接到头部两侧（颞骨）（见图 2.1）。颞下颌关节有两个，左右各一个。它们非常靠近你的耳朵。通常你可以通过将手指轻轻放在耳朵开口处、张开和闭合嘴巴来感觉颞下颌关节的移动。我认为这是最容易感觉到颞下颌关节移动的方法：你的手掌向前，柔软的手指指腹贴着关节，颞下颌关节有点像松动、灵活的门铰链，它们像门一样摆动打开，当你张开嘴时，它们还会向前滚动或滑动。颞下颌关节有以下几个组成部分。

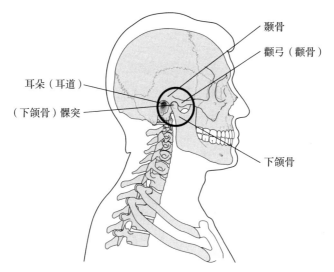

颞骨

颧弓（颧骨）

耳朵（耳道）

（下颌骨）髁突

下颌骨

图2.1　右侧颞下颌关节（TMJ）的颅骨视图

颞骨

颞骨是位于颅骨两侧耳朵上方和耳朵周围的部分。这个区域通常称为太阳穴，还包括颧骨的一部分（称为颧弓）。颞骨的圆形切迹，称为下颌窝（见图2.2）。窝是下颌骨顶部的球或髁突与头部两侧的颞骨连接并在其中进行旋转的凹槽。在凹槽（或窝）的前面有一个称为关节结节的突起，有助于防止髁突向前滑动太远。耳道位于颞骨内，非常靠近颞下颌关节。这也是TMJ症状包括一些耳部症状，例如耳部疼痛、耳鸣、耳塞和耳部有压力感的原因。

下颌骨与髁突

你的颌骨下部称为下颌骨。在下颌骨两侧的顶部有一个球形突起被称为髁突（见图2.3）。一些患者天生就有形状异常的髁突，

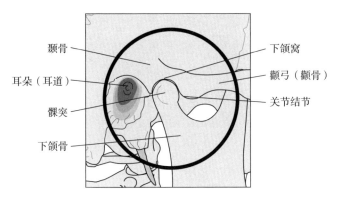

颞骨

耳朵（耳道）

髁突

下颌骨

下颌窝

颧弓（颧骨）

关节结节

图 2.2　右侧颞下颌关节（TMJ）的近观图

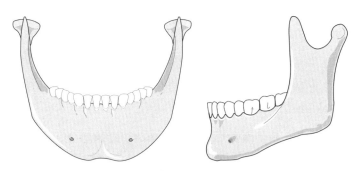

图 2.3　下颌骨或下颌的正面观和侧面观

或者他们具有其他异常的解剖特征，使他们容易出现 TMJ 问题。例如，当患者拍摄 TMJ 的影像并被告知 50% 的骨头已经被磨损时，医生指的骨头通常是球状髁突。身体中的骨头不应相互摩擦，下颌骨顶部的球状髁突与颞骨连接的部位也不例外。骨头磨损真的会很痛。当骨头在一起摩擦时，这个刺激会引起骨关节炎，症状继续加重会产生骨刺，使光滑的关节变得凹凸不平。通常，摩擦音和捻发音（听起来像是轮胎在沙石上噼啪作响）是关节磨损的标志。

有时需要特殊设备来检测非常细微的捻发音或摩擦音。

关节受到刺激会导致或加重肌肉酸痛和肌肉紧张，从而进一步刺激关节，形成疼痛的循环。如果你有关节炎或其他炎症问题，例如类风湿关节炎，这种退变过程往往会发生得更快。

骨骼有一个基本特征被称为沃尔夫定律（Wollf's Law），该定律解释了细胞如何对运动和应力等机械刺激做出反应。该定律的基本理念是身体需要适量的健康运动和应力，使骨骼和相关结构变得更强壮。这就是容易患骨质疏松症或骨骼变脆弱的人被告知要进行锻炼的原因。太少的应力和运动会使骨骼变得很薄，以至于它们被再吸收并变得脆弱。

然而，由于我们经常使用颞下颌关节，引起的问题通常是过多的压力和异常的动作，这会使骨骼变得凹凸不平或导致它们以不健康的方式被磨损。

不幸的是，我见过非常多的青少年患有严重的骨关节炎，并且下颌骨球状髁突的磨损程度达 50%~60%。人体内的关节会随着时间的推移而退变，所以你应该好好照顾你的所有关节，包括下颌关节，不然，存在影响进食、说话和吞咽功能的风险。在第 3 章中，我将讨论如何正确使用和保护颞下颌关节，以减缓这种退变过程。

关节盘

关节盘是一种致密的纤维状衬垫，坚固而灵活，有点像膝关节处的半月板。它双面呈凹形，其形状像一个中间有凹陷但没有洞的甜甜圈。它有点像宽松的棒球帽，位于髁突顶部（见图 2.4）。关节盘不仅通过其形状，而且通过限制其运动的软组织带保持在适当位置。关节盘前面有一条前带，后面有一条后带。关节盘位于下颌

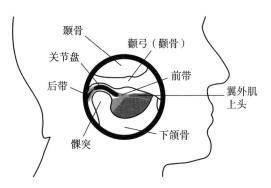

图 2.4　关节盘及其前带与后带和翼外肌

骨和颞骨之间。尽管关节盘类似于分隔膝关节骨骼的半月板，但它更加灵活且易于保持动态。与半月板固定在原位不同，颞下颌关节中的关节盘会移动。当关节盘跑到错误的方向时，就会出现问题，这被称为关节盘移位。关节盘独立于髁突移动。这种独立而复杂的运动（如第 9 章图 9.1~9.3 所示）是颞下颌关节所独有的，是下颌正确执行其许多功能所必需的。

　　颞下颌关节的关节盘是一个致密的纤维垫，有时候类似于半月板。关节盘的功能是像减震器一样移动，以帮助稳定关节并分离骨骼。关节盘保护颞下颌关节的两块骨头不相互摩擦，尤其是在咀嚼和进行其他运动时。骨骼表面还有一层纤维组织型软骨保护层，在运动过程中可以保护骨骼免受磨损并进一步减少摩擦。颞下颌关节的保护层比其他关节的保护层具有更强的愈合能力，这是个好事情。就像我们髋关节和膝关节处的软骨一样，颞下颌关节处的纤维软骨关节盘会随着时间的推移而磨损。创伤和压力会扭曲、损坏和撕裂软骨。关节承受过大的应力也会加速软骨退变。随着年龄的增

长，软骨和关节表面通常会出现磨损，甚至会完全分开。这种情况
会导致骨骼间相互摩擦，从而引起关节炎并且可能会出现剧烈的疼
痛。所以保护关节盘很重要，这将在第 3 章和第 9 章中阐述。

滑膜关节和关节囊

颞下颌关节是一个滑膜关节，能产生滑液，滑液能润滑、缓冲
关节并为关节带来营养。"滑膜"一词来自拉丁语中的"鸡蛋"一
词。事实上，滑液具有鸡蛋液般的黏稠度。因为关节囊包绕关节，
所以这些液体留在关节腔内。当关节运动时，液体被挤进挤出，这
就像泵送机制，所以温和的运动是有利于关节的。

颞下颌关节的正常运动会形成一个新陈代谢泵，"驱动少量滑
液进出关节组织"，并为关节带来营养和有益物质。这种液体还能
润滑关节，减少摩擦。简而言之，这意味着健康的运动和滑液的交
换对关节的健康是有利且至关重要的。然而，持续的压力或关节挤
压会将滑液挤出关节盘，并且在压力释放之前限制它重新进入。这
种持续的压力在咬紧牙关的人中很常见，这种动作很不健康且有
害，会导致关节盘变形、粘连在髁突上，并会缩小关节盘活动空
间。如果关节盘粘连或卡住，有时须进行手术来松解粘连。移位的
关节盘会增加关节囊和滑膜上的张力，会对关节周围的液体量产生
不利影响，并可能导致退行性改变。

关节囊是一种纤维膜，像气球一样，包绕关节并将髁突附着在
颞骨上。关节囊内部是关节盘（位于中间）、滑液、韧带和结缔组
织。气球状关节囊有时会受到刺激或发炎，导致关节囊炎。关节囊
炎会很痛，会限制嘴巴的运动能力。

韧带和前带、后带

韧带和结缔组织通过限制关节盘及骨骼的运动来保持并稳定关节的结构。关节盘由前方的前带固定，并附着在翼外肌上头附近的关节囊上（见图 2.4）。翼外肌的痉挛或紧绷会对关节盘产生不利的拉力。与其他血管组织共同构成的后带将关节盘后方连接到后方骨骼上。后带是在张口动作末尾时限制关节盘前移的重要结构。如果后带损坏，关节盘可能会向前移动太远，甚至导致下颌在张口位卡住闭不上。外伤（比如挥鞭样损伤）、长时间张口或用力张口等是常见的"罪魁祸首"。

有些人天生整个身体的关节、韧带和组织（也包括他们的颞下颌关节）都很松弛。这是 TMJ 疾病患者的常见问题，也就是关节过度活动或韧带松弛。重要的是，要了解韧带不是皮筋。如果用力拉动，它们不会弹回原来的形状和大小。如果它们被反复拉紧和过度使用，它们可能会被拉伤、变长，从而对关节的稳定性和功能产生不利影响。我们将在第 9 章谈到的第 7 步中更详细地讨论关节盘、韧带、结缔组织和关节活动度过大的问题。

肌肉

下颌的肌肉使你能够做很多事情，包括咀嚼、吞咽、张开和合上下颌，以及左右或前后移动下颌。咀嚼用到的主要肌肉是咬肌、颞肌、翼内肌和翼外肌（见图 2.5）。肌肉疼痛和功能障碍是 TMJ 疾病最常见的症状。我们将在第 8 章详细讨论这些肌肉以及其他几块支撑和稳定头部、颈部及下颌的肌肉。

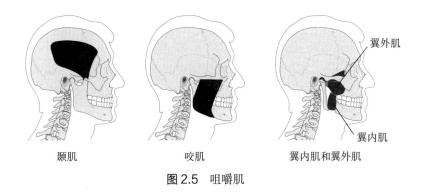

颞肌　　　　　　　咬肌　　　　　翼内肌和翼外肌

图 2.5　咀嚼肌

神经

三叉神经用以控制和刺激重要的肌肉，使你能够移动下颌以进行咬合、咀嚼和吞咽。三叉神经是粗大的第 V 脑神经，也负责面部感觉。三叉神经的主神经干到达耳朵正下方和颞下颌关节附近的面部，然后分成 3 个主干。

三叉神经痛，也被称为疼痛性抽搐，是一种对三叉神经的刺激，可导致眼睛、嘴唇、鼻子、头皮、前额和下颌出现轻度至剧烈的疼痛。枕神经痛是由于刺激或卡压颅底或枕部的枕神经引起的，在挥鞭样损伤后很常见。像长期采取头前伸姿势、懒散姿势或戴着多焦点镜片反复上下看，都会刺激这些神经，症状可能包括颈痛、头痛、头晕，甚至视力模糊。如第 10 章所述，冰敷颅底部位通常可缓解症状。

我还将提到涉及"战斗或逃跑"压力反应的自主神经系统，以及由大脑、脊髓和全身神经网络组成的中枢神经系统。越来越多的研究表明，许多患有 TMJ 疾病和相关疾病的人的中枢神经系统"处于高速运转状态"，这使得他们变得过度敏感。当我提到这种现象时，我将使用 Yunus 博士提出的术语"中枢敏感性综合征（central sensitivity syndrome，CSS）"。

PoTSB TLC

你现在已准备好开始阅读建立重要健康习惯的 10 个步骤。在整个步骤中，你将看到首字母缩略词 PoTSB TLC。每个字母都代表一种健康的习惯，可以帮助你将下颌保持在最佳位置。首字母缩略词的排列顺序很容易记住，但并非按重要性顺序排列。首字母缩略词将帮助你记住检查每个可能需要改变的潜意识活动。PoTSB TLC 是对著名 TMJ 专家 Steven L. Kraus 所说的 TTBS 意识练习的修改。良好的姿势对养成这些健康习惯至关重要，因此我添加了"Po"表示姿势，"L"表示双唇合拢，"C"表示平静和放松肌肉与大脑，并为了清楚起见重新排列了步骤的顺序。我将在第 4 章至第 7 章详细讨论每种习惯和锻炼方法。这些习惯对于你改善头部、颈部和下颌的健康至关重要。当你不说话、不咀嚼或不吞咽时，你的下颌应该处于休息状态。不良的习惯会让你的下颌无法休息，即使是在你睡觉的时候（请参阅第 4 章中的"将完美的姿势付诸实践：如何睡觉"）。

Po = 姿势（第 2 步）

T = 舌头贴上腭（第 4 步）

S = 正确吞咽（第 4 步）

B = 正确呼吸（第 5 步）

TLC = 牙齿分开，嘴唇合拢，放松肌肉和大脑（第 3 步和第 9 步）

总结

你的颞下颌关节是你身体中最复杂的关节结构之一，所有工作部件都需要正常运作才能取得长期成功。其中一些重要的解剖结构包括下颌骨、颞骨、关节盘、关节囊、滑液、韧带、肌肉、神经和其他相关的结缔组织。由于其中许多术语和结构对你来说可能是新知识，因此你可以根据需要随时返回第 2 章进行阅读。对这些组成部分以及它们如何协同工作有了基本的了解后，你就可以开始深入研究并检查你当前的行为习惯，了解新的健康习惯如何对你的头部、颈部和下颌产生积极的影响。

3

第一步：停止过度使用和滥用你的下颌

想象你的颞下颌关节遭受的磨损，就像汽车的刹车片出现的磨损一样。刹车片是用来停车的，在需要更换之前可以使用多年。然而如果你开车时用脚同时踩油门和刹车，或者在开车时反复踩刹车，你的刹车片会磨损得很快。如果你有咬紧牙关或磨牙之类的坏习惯，或者有每天数小时嚼口香糖或冰块的习惯，这就像开车时用脚同时踩刹车和油门或反复踩刹车，因为这种活动会使颞下颌关节和牙齿受到不必要的磨损。我们想在生命的美好时光中享受咀嚼、吞咽和交谈，但不幸的是，我们不能过一段时间就换一个新的关节。幸运的是，我们的关节与汽车制动器有点不同，因为关节有一定的自我修复和重塑的能力，这一点至关重要。

当你的关节发生损伤

我们都认识到，随着年龄的增长，我们的髋关节和膝关节会出现磨损，颞下颌关节也是如此。如果使用不当，它们会遭受磨损甚至损坏。我们不能一直不计后果地滥用它们。本章将谈及一些有害的习惯和动作，其中许多习惯会在之后的章节中做更详细的讲解。

你可能在不知不觉中养成了有害的习惯并过度使用和滥用你的头部、颈部和下颌，这会加速关节的磨损。随着时间的推移，这种额外的压力会导致关节发生退行性改变，你的牙齿也会受到影响。这种情况尤其具有挑战性，因为通常我们很难意识到这些坏习惯。医学专业人士通常将这些潜在的、有害的口腔习惯称为"副功能活动"，以下是一些很典型的例子：磨牙、咬指甲、错误的吞咽方式、用口呼吸、吮吸手指、吮吸奶嘴。大多数成年人都不会吮吸拇指，但我在工作中发现很多人会咬嘴唇，或者把衣服上的标签咬下来。

下颌可以产生巨大的咬合力。这一点只要问任何一位手指被咬过的牙医或牙科保健医生就知道了。咬合产生的压力能有多大？据估计，成年男性的最大咬合负荷可达 121 kg。这是一台冰箱的重量。因此毫无疑问，咬紧牙关、磨牙和滥用颞下颌关节都会造成关节损伤。当然如果你咬合有力，那么对于应付岳母烤制的一块硬肉一定会大有帮助。

颞下颌关节紊乱病很像心脏病，它们的病因都涉及遗传、生理和情绪等一系列复杂因素。每个人涉及的病因组合都不同。这就是为什么我有如此高的热情来教育我的患者，让他们了解自己能做什么，并将其应用于自己的实际情况。你是唯一一个一周 7 天、一天 24 小时都和自己生活在一起的人。你比任何人都了解你的过去和你自己。当你自己尽可能地获取最有效的信息时，你将成为决定哪些改变可以做且应该做以及如何做的最佳人选。

关节疼痛

无论何种原因，当颞下颌关节出现功能障碍时，你都会明显地感到疼痛。重要的是要知道，每个人经历的颞下颌关节受损的症状都各不相同。就像大多数其他关节的情况一样，有些人虽然没有任何可检测到的关节退行性改变，也会感受到可怕的疼痛。反之亦然，有些人的关节发生了严重的退行性改变却没有明显的疼痛或其他症状。因此，疼痛不是骨骼退行性改变的唯一表现，尽管这两者经常同时存在。太多的患者会夸张地描述他们"头上哪儿都痛"，尽管他们的颞下颌关节和颈椎的骨骼从表面上看起来很健康。然而，有许多软组织结构（如肌肉、神经、韧带、关节囊和其他结缔组织）虽然在 X 线片上无法检测到，但可能会导致疼痛。

关节损伤

即使是很小的损伤，也可能加速关节的损坏。许多颞下颌关节发生严重退变和骨质流失的年轻人在小时候曾受过伤，比如他们从柜台上摔下来，下巴受伤缝合过。这些损伤会在骨骼的外层骨皮质上留下裂缝，这会加速重要关节结构的退化和损坏。

虽然儿童很少因下巴受伤在早期出现症状，但他们往往在青春期开始出现症状。例如，一位有 5 个孩子的钢琴老师说："在 5 岁的时候，我从滑梯上摔下来，撞到了下巴。在高中时，我的下巴卡住动不了了。到了 30 岁，我的下巴经常闭不上，头痛得厉害，脖子也痛得厉害。我用 6 个月的时间才恢复到能够吃一个三明治。我还花了 16 000 多美元，使用了 16 个牙冠和牙套。"她建议其他人"参加课程"（她在 Canyon Rim 物理治疗诊所的下颌学校学习），按照自己的物理治疗师和专家所说的去做。这本书就是你的课程，将为你提供关于健康习惯的指导。

让我们将损伤分为常见的大损伤和轻微损伤，列出引起颞下颌关节紊乱病的具体的损伤类型。这将帮助你评估你能改变什么、不能改变什么，以及首先要关注哪些有害习惯。

大损伤

根据美国口面部疼痛学会（American Academy of Orofacial Pain, AAOP）的研究，直接创伤与颞下颌关节症状的发生有科学联系。以下是能对头部、颈部和下颌造成影响的伤害列表。在医学领域，大的损伤被称为大创伤，轻微的损伤被称为微创伤。我已经在括号中标出了每一损伤对应的本书中的章节，在那里可以找到对这些损伤有所帮助的方法。

- 下颌部的直接外伤或打击（第3章）。
- 采取下颌受到压力的动作和姿势，包括咬紧牙关、趴着睡和侧睡（第3章至第5章）。
- 下颌突然受到过度拉伸，包括颈部扭伤和呕吐（第8章至第10章）。
- 在长时间的牙科手术或麻醉过程中长时间张口（第9章）。
- 长时间或需要用力的牙科手术（第9章）。
- 关节和关节盘功能障碍（第9章）。
- 病理性改变或疾病（退行性疾病、先天性缺陷）（第2章和第9章）。
- 韧带松弛或受损致使关节不稳定（第2章和第9章）。

轻微损伤

下列活动和情况可能导致轻微损伤，这些小损伤可以很快累积，并产生与大损伤相同的后果。

- 不良姿势、结构不对称、身体力学问题和颈部问题（第 4 章和第 10 章）。
- 牙科问题，包括牙齿缺失、牙冠不合适、使用填充物或佩戴义齿（第 5 章）。
- 肌肉紧张、咬紧牙关和磨牙（第 5 章和第 8 章）。
- 压力、焦虑和情绪困扰（第 11 章）。
- 有害的口腔习惯、不良的舌头位置和错误的吞咽动作（第 5 章和第 6 章）。
- 口呼吸和胸式呼吸（第 7 章）。
- 既往有吮吸拇指、使用奶嘴等有害口腔习惯史（第 5 章和第 6 章）。
- 过度张口，就像打哈欠引起的那样（第 9 章）。
- 会造成伤害的食物和习惯（第 3 章）。
- 过度使用和滥用 TMJ，包括副功能活动（第 3 章、第 5 章和第 8 章）。
- 对下颌施加压力的颈部牵引，包括使用下颌固定带（第 3 章和第 10 章）。
- 睡眠障碍、睡眠中断或睡眠不足（第 4 章）。
- 慢性感染和严重疾病（第 9 章）。
- 性别、遗传学因素、解剖学因素（引言、第 2 章和第 9 章）。

你能做些什么以减缓关节磨损

你不能改变过去的伤害或基因构成，但你可以改变未来。在本节中，我们将探讨一些你可以掌握的方法，以消除引起颞下颌关节紧张和磨损的潜意识中的有害习惯。第一步是认识到你正在做一些有害的事情。如果你从来没有意识到你不应该同时踩油门和刹车，那么你将不得不不断地更换刹车片，并极有可能发生事故。如果你仅治疗颞下颌关节紊乱病的症状，而从不解决或消除其原因或诱发因素，那么你可能会陷入无休止的恢复和复发的循环中。

避免对关节施加过大压力

避免对你的下颌和颈部施加额外的压力。方法如下。

- 记住 TLC：保持牙齿分开，嘴唇放松地合拢，肌肉保持平静放松（第 3 步）。
  - 不要顶住牙齿、咬紧牙关或磨牙。
  - 当你吞咽时，你的上下牙齿应该仅仅接触片刻。
  - 错误的吞咽动作会导致颈部和下颌过度使用（第 4 步）。
- 不要在牙齿之间夹着物体。
  - 无论如何，你不应该吸烟，香烟和烟斗会对你的下颌造成额外的伤害。
  - 吹奏乐器、吹口哨（救生员、教练和裁判经常如此）和使用潜水呼吸管会过度使用你的下颌。
  - 避免咬铅笔、牙签、脸颊或头发。
  - 对于儿童，错误的习惯和动作可能包括吮吸拇指、吮吸奶嘴和咬吸管。

- 避免过度咬东西、咀嚼和舔东西。
  - 停止咬指甲，停止咀嚼口香糖、其他糖果或烟草。
  - 反复舔嘴唇也会给关节带来压力。
- 避免下颌受到外部压力。
  - 不要趴着睡觉，不要用手托着或顶着下巴。
  - 使用耳机或扬声器，而不要将手机放在耳朵和肩膀之间夹着。
  - 不要用手托着下巴。
  - 使用任何类型的下颌固定带时都应小心。

谨防过度使用下颌和让下颌疲劳

过度使用下颌和让下颌疲劳会加剧疼痛并刺激你的下颌。应注意以下事项。

- 不良的身体姿势。
- 错误的下颌姿势。
- 如果你是一位音乐家且使用的乐器（如小提琴、大提琴或管乐器）会给下颌造成压力或紧张，那么你就要经常休息，分散练习时间，调整自己的节奏。学习练习和表演时采用的最佳身体姿势和乐器摆放位置。经过专门培训的物理治疗师能利用他关于身体力学和姿势的知识以及生物反馈等工具来帮助你获得最佳姿势。
- 唱歌会使下颌疲劳，所以要调整自己的节奏，休息一下，注意避免过度张口。
- 避免过度交谈。如果你是一名教师或一名电话销售员，或者必须交谈几个小时，请注意休息，并使用最适合你的急速放松技术，如第 8 步中所述。

- 避免过度呕吐。如果你在怀孕期间生病，你可能需要向产科医生解释你的下颌问题，并服用药物以减少恶心和呕吐。如果你有贪食症，请寻求帮助。这是值得去做的！

运动时要小心

如何在运动时保护下颌是一项特殊挑战。家长都希望孩子活泼好动、玩得开心，但请记住以下几点。

- 对接触性运动（如拳击、踢足球、空手道和玩曲棍球等）需要特别予以注意。
- 如果必须参与此类运动，请使用运动牙套和适当的防护装备，并注意安全。

检查你的雌激素（17β–雌二醇）水平

一项为期 3 年的研究表明，在 27 名存在下颌骨骨质严重缺失的女性中，有 96% 的女性的雌激素水平较低。月经周期不规律或服用口服避孕药的人都存在这种风险。口服避孕药中含有的合成雌激素能抑制天然雌激素的产生。天然的 17β–雌二醇有保护骨骼、减少炎症的作用。

根据你的嘴巴决定吃什么、如何吃

嘴巴是食物的入口，你必须进食才能生存。然而，一些头部、颈部和下颌有问题的人发现吃固体食物太痛苦，转而求助于流食或软食饮食。这个阶段通常不会持续很长时间。良好的饮食习惯对健康至关重要，但如果你有严重的下颌问题，你需要注意如何吃和吃什么，以避免过度使用和滥用你的颞下颌关节。

如果你有下颌的问题，或者想避免对颞下颌关节造成额外的压力和损伤，你应该避免以下食物。

- 任何有嚼劲、会引起疼痛或下颌疲劳的食物。
- 口香糖和冰块。
- 又硬又耐嚼的糖果。
- 质地坚韧的肉类，比如牛排（鱼肉和鸡肉是可以吃的）。
- 硬脆的生蔬菜（生胡萝卜、玉米棒，还有莴笋）。
- 耐嚼的百吉饼、硬面包或耐嚼的面包。
- 硬脆的食物，如坚果、玉米饼或花生。
- 会加剧肌肉紧张、扰乱睡眠的含咖啡因的食物。
- 混合不同硬度的食物，如坚果冰激凌或麦片酸奶。你的下颌并不总是能为那些会给你的肌肉和颞下颌关节带来压力的"嘎吱嘎吱"声做好准备。

据颞下颌关节紊乱病领域的国际专家 Mariano Rocabado 和 Annette Iglarsh 教授介绍，"软食和保守的关节管理可以增加关节功能性无痛状态的年限。因为人们的寿命变得更长，所以保护关节对更健康的生活来说至关重要。"根据情况的严重程度，你可能需要在一段时间内食用软食或流食。即使你没有饮食限制，但如果你早餐吃有嚼劲的百吉饼，午餐吃一个你必须张大口才能咬进去的三明治，晚餐吃一块牛排和生蔬菜，你就可能会度过一个痛苦的不眠之夜。通常，你可以简单地调整吃什么和怎么吃，使你的关节更轻松，所以请尝试以下建议。

- 两侧的磨牙同时参与咀嚼食物可以缓解颞下颌关节和肌肉的

紧张。

- 把食物切成小块，给苹果和其他带皮的食物削皮。

- 将水果和蔬菜烹饪后食用或将生水果和生蔬菜制成果昔。

- 将你烤的百吉饼和（或）耐嚼的面包蘸湿软了再食用。

- 喝水很重要，但反复抬头喝水可能会刺激你的颈部。可以尝试使用吸管，除非吸管会刺激你的下颌。

健康的饮食习惯可以帮助你的身体从受伤中更快地恢复，并有助于防止关节退化。所以吃得明智点吧！健康、均衡的膳食包括煮熟的全麦食物、豆类、蔬菜、鸡蛋、鱼类、奶酪、碎肉和水果。可以参考膳示指南选择健康的食物。与医生讨论服用适当的营养补充剂。颞下颌关节受损的患者可能需要讨论是否需要服用氨基葡萄糖软骨素。改善营养不足是治疗肌肉疼痛的关键。Travell 和 Simons 指出，特别值得关注的是维生素 B_1、维生素 B_6、维生素 B_{12}、叶酸和维生素 C，以及钙、铁和钾元素。与医生讨论这些补充剂。

总结

现在你应该明白了无意中的习惯就能加重颞下颌关节的磨损，是时候制定你自己的改变清单了，这样你就可以开始用健康的习惯来取代任何有害的习惯。

（1）找出对颞下颌关节施加额外压力和造成损伤的习惯，包括主要和次要的压力来源，因为即使是很小的压力也会累积起来。

（2）制订一个计划消除或减少可能会磨损颞下颌关节的有害习惯。

（3）设计一份包含健康、无激惹性的食物和你喜欢的零食的菜单并实行 2 周。根据需要将食物剥、切、煮，以帮助你的下颌进行咀嚼。与医生一起评估你的营养需求。

（4）为自己制定一份个性化的改变清单。使用表 3.1 作为指南。

表 3.1　改变清单：消除过度使用和滥用关节的习惯

有害的习惯	健康的习惯	改变
我打电话时把电话放在耳边	当我打电话或发短信时，我会使用耳机或扬声器	我会为我的手机和家庭电话买一个耳机，学习如何使用扬声器和短信
我有过度咀嚼口香糖、咬冰块和铅笔的习惯	我只咀嚼必要的食物以减轻颞下颌关节的压力	我不会买或嚼口香糖，也不会在饮料中加冰 我会用一小块快速溶解的薄荷来清新口气 我会用毛毡把铅笔包起来，以防我咬铅笔末端
我每次拉 1~2 小时的小提琴	我会把练习时间分成几个小部分	我会改善弹奏的姿势、改进乐器摆放的位置，尽量减轻演奏时给关节造成的紧张，并会寻求专家的帮助

4

第二步：姿势的力量
学习如何站、坐和睡觉

你是个姿势懒散的人吗？重力会让你含胸驼背吗？也许你妈妈告诉你要站直，而你也许根本没有听从。这些年来，你变成了一个姿势懒散的人，一个习惯性地含胸驼背的人。你妈妈是对的，但她有没有确切地告诉你该如何纠正你的姿势？她有没有告诉你关于站、坐、睡的最佳姿势？读完这一章，重点关注 PoTSB TLC 中的 Po（姿势），你就会知道答案，而且还能给她一两个建议。

为何你需要良好的姿势？

首先，我告诉你，是我职业生涯早期的一位患者改变了我的思维方式，给他进行治疗的过程中我认识到了良好姿势与体态的作用和重要性。

William：改变他的姿势是关键

当时我还是一名年轻的物理治疗师，William 被分配给我治疗。William 是一个被诊断为癌症晚期的中年男子，癌细胞已经扩散到他的全身（包括脊椎）。他不能很好地睡觉，刮胡子和四处走动也很困难。一开始，我不确定我能为他做些什么。我开始关注他的姿势和体态。他是一位作家，非常聪明，又很上进。我开始研究他的睡姿，我教给他一些简单的概念（我将在本章后面教给你）。没过多久，他几乎整晚都睡得很熟。然后我为他寻找到了刮脸时的最佳姿势和体态。最后，我让他能够参与运动。在我结束对他的治疗之前，他每天可以和可爱的妻子走一个多小时，晚上可以整夜睡觉，刮胡子也没有任何困难。许多人会把他所有的痛苦都归咎于他的癌症，认为对此已经无能为力了。然而，在我对他的睡觉和刮胡子的姿势做了一些简单的改进后，他的疼痛得到了缓解，他能够锻炼身体了，并能更充分地享受接下来的生活。

那么，姿势和体态与你的头部、颈部和下颌有什么关系呢？答案是大有关系！姿势是运动和良好功能的基础。要想让头部、颈部和下颌处于最放松的状态，采取正确的姿势和保持头部平衡是必不可少的，这也是你养成健康习惯的基础。

沉重的头

当人们思考姿势的时候，人们经常会想到头的位置。你知道你的头有多重吗？一个人的头平均重 4.5~5.5 kg。换句话说，你的头比 1 加仑（约 3.8 L）牛奶还重。这 3.8 L 的牛奶（你的头）被小心地平衡在一根棍子（你的脊柱）上，用一些带子（肌肉、结缔组织和韧带）帮助固定着。现在想象一下，如果这 3.8 L 牛奶不能保持平衡，而是向前倾斜，那么你的颈部必须努力支撑高达 16.3 kg 的压力，而非整个系统只支撑 5.5 kg 的垂直压力（见图 4.1）。这种情况会对脊柱、肌肉和支撑结构造成磨损和损伤，这些结构必须整天支撑这额外的负荷，这时的负荷比平衡时的负荷重 3 倍。当我们谈论姿势和体态时，平衡是一个重要的概念。

我们很多人出现颈部酸痛的原因之一就是总是维持一些头前伸的姿势。研究人员最近证实，头前伸姿势会将髁突向后推动。Mariano Rocabado 和 Annette Iglarsh 教授的报告显示，头前伸姿势与下颌向后移动或后缩之间的相关性可达 70%。这种情况被称为下颌骨或髁突后缩，根据 Robert Talley 博士的说法，这可能会引起下列 TMJ 相关问题。

- 夹挤关节盘后区的垫（关节盘后垫）。
- 影响 TMJ 代谢。

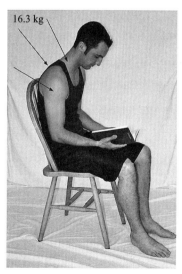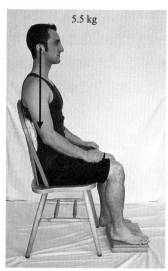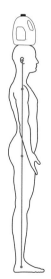

图 4.1　平衡的姿势：站和坐

- 减少 TMJ 血供。

- 过度拉伸韧带。

- 牵拉和拉伤翼外肌，可导致其痉挛。

- 磨损关节盘后带。

上述问题说明了不良姿势会对颞下颌关节产生多么大的负面影响。然而，对姿势懒散的人来说，还有更不幸的后果。

不良姿态的代价

根据美国物理治疗协会关于姿势的指南，良好的姿势可以帮助"你的身体以最快的速度运转。它能提高运动效率、增强耐力，有助于你保持良好感觉……保持沉着、自信和端庄"。因此，松散的姿势往往会产生相反的效果：减慢你的速度，降低运动效率和耐力，甚至可能导致抑郁和自卑。不良姿势会使你的肌肉、关节和韧带劳损，最终导致疲劳和疼痛。此外，当姿势懒散的人将头前伸时，这种姿势可能会使身体系统失去平衡并导致关节排列紊乱，包括颈部和下颌。他们可能会咬紧牙关、习惯于吐舌，结果导致错误的吞咽动作。这可能会引起头痛、颈痛和下颌疼痛，并可能导致不正确的呼吸和吞咽方式（见第 6 章中关于吞咽的内容和第 7 章中关于呼吸的内容）。不良姿势加速了脊椎和关节的磨损，使你处于出现疼痛或功能障碍的快车道上。你的肌肉也会负荷超时，出现紧张、紧绷和酸痛。在日本研究人员进行的一项研究中，与未接受姿势训练的患者相比，接受日常生活活动姿势训练的患者出现肌肉疼痛的情况更少，能将嘴巴张得更大。

在本书中，我使用了"中立"和"平衡"这两个术语。这两个术语通常用于讨论关节和肌肉，意味着关节或肌肉处于中立或平衡的位置。这是一种更放松、更健康的典型姿势。我经常告诉我的患者，把他们的肌肉想象成一张纸，当肌肉处于中立的位置时，肌肉就像一张扁平、松弛的纸，但当它们长时间缩短或受压时，就像是把纸弄皱了一样。虽然我们身体的肌肉和韧带比纸要灵活得多，但重要的是，要通过全面、健康的运动来锻炼与伸展肌肉和关节，并且要记住，你不可能长时间地压迫和拉紧它们而不造成最终的有害后果。

想象一下，如果你整晚趴着睡，手臂举过头顶，脖子扭曲，下巴顶在床上，你会整晚都将你的许多肌肉和关节扭曲、压缩、挤压，同时也牵拉着其他肌肉和关节。不过到了早上，你可能会期望它们是平整的、平衡的，期望自己感觉很好。我的大多数颞下颌关节损伤严重的患者都是趴着睡，或者用手托着下巴侧着睡一整夜，甚至有一个患者扭着脖子趴着睡觉，这导致了颈椎间盘突出。

长时间的工作姿势或日常姿势也是如此。你必须了解中立的位置以及如何达到姿势平衡，然后将这些知识应用到各种活动中。

我们身体的各个部分都是相连的。身体的一部分失去平衡会对其他部分产生不利影响，然后这些部分必须调整以适应变化。支撑头部的颈部、背部和肩部肌肉也会引起其他部位的疼痛，比如面部、耳朵、眼睛和头部的疼痛。其他与不良姿势相关的各种各样的症状有头晕、耳鸣、恶心、视力模糊、肠道不适和睡眠呼吸暂停等。其他问题包括椎间盘功能障碍和退行性关节炎。

如何评估你的姿势

现在知道了良好的姿势对健康的重要性，让我们试着获得你现在的真实姿势的画面。除了通过一些"自己动手"的技巧来提高自我意识和保持姿势平衡，评估自己的姿势可以帮助你了解自己是否需要专业的帮助。

为了看到重要的身体标志，最好在穿着内衣的时候进行姿势评估（女士穿胸罩和内裤，男士穿内裤），并且不穿鞋或袜子，要站在坚硬、水平的地板上。要完成所有的评估，你需要一个全身镜和一位搭档，或者一个带自拍器的相机。为了得到一幅真实的画面，应放松并按照平时站立的方式站好，而非你认为你应该采取的站立的方式，这点很重要。

你需要从各个角度评估你的姿势：从前面、后面和侧面。你可以通过观察镜子从每个角度给自己拍照，或者让你的搭档帮你照一张。照片必须拍到你从头到脚的整个身体，并应该尽可能地拍得正。当我看患者时，我经常画一个粗略的草图，以对他们的姿势有一个大致的概念。如果你没有相机，可以让搭档帮你观察或画草图，或者你也可以试着在镜子里看同样的身体标志。在你仔细检查过自己之后，拿起纸和笔，并在你重新评估自己的时候写下你的发现。为了得到更准确的评估，你可能需要每隔一两周定期检查自己。

后视图或前视图评估

我更喜欢从后视图开始评估姿势，因为可以看到脊柱和肩胛骨，但对独居的人来说，这样做比较困难。在后视图中，我能看到许多在前视图中同样能看到的体表标志，但我还可以感觉和评估一个人的脊柱的曲线或脊柱是否异常以及肩胛骨的位置。如果你有搭档帮你，他或她可以从背后评估你，然后拍照或画草图。要不然，你可以穿着内衣站在坚硬的水平地面上，在全身镜前评估自己。我们将以从头到脚的方式进行评估（见图 4.2）。

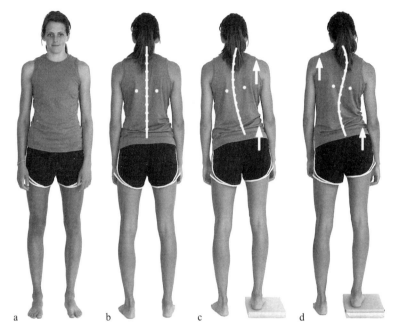

图 4.2　姿势的前后视图

a. 前视图，平衡状态；b. 后视图，平衡状态；c. 后视图，右髋高和右肩高伴随脊柱代偿性曲线；d. 后视图，右髋高和左肩高伴随脊柱代偿性曲线

（1）你微笑吗？你应该对自己微笑，因为通过阅读和应用本书中的原则，你在为自己服务。为你欢呼！

（2）你的头是否偏向一侧？如果是的话，你的头偏向哪一侧？

（3）一侧肩膀比另一侧肩膀高吗？如果是，哪一侧更高？

（4）一侧手臂比另一侧手臂更靠近你的身体吗？如果有，是哪一侧？

（5）一侧骨盆（或髋骨）比另一侧骨盆高吗？

（6）看后背，一侧肩胛骨比另一侧肩胛骨高还是两侧齐平？

（7）看后背，脊柱是直的还是弯的？

因姿势问题寻求专业帮助

保持平衡对你的身体和姿势都有好处。如果你对任何自我评估问题的回答都是肯定的，那么你可能需要咨询受过姿势评估培训的专业医疗服务人员，以获得进一步的评估。你可以把你的照片、发现的问题等信息带给你预约的医生，这样医生就可以更仔细地评估你。以下是医生可以检查的一些事项。

腿部长度差异

腿部长度的巨大差异会对你的姿势、下颌和所有的关节产生较深远的影响。这样想象可能更容易：把骨盆想象成桌面，把腿想象成桌腿；然后把脊椎的椎骨想象成木块，木块放在桌子中央的一根高高的柱子上，每一个木块之间都有圆盘或果冻甜甜圈；柱子的顶端是一个 4.5 kg 重的小球，代表你的头。现在想象一下桌子左边的桌腿变得短一些。桌子会向左边倾斜，那么桌子上面代表头的球可能会掉下来。幸运的是，我们有其他结构来帮助维持稳定，为了保持头部平衡必须使用这些结构，但这会对系统造成持续的压力。

在前页的图 4.2c 和图 4.2d 中，我试图模拟腿长差异的影响。在这些图片中，我在模特的右腿下放了一本书，然后又放了一本，这样就可以看到脊柱、肩膀是如何平衡头部的，使人不必把头倾斜成一个角度看这个世界。有趣的是，右腿下只有一本书时，模特的同侧肩部会升高（见图 4.2c）；但右腿下有两本书时，模特会通过升高对侧肩部进行补偿（见图 4.2d）。

一些医学专家估计，普通人群中 60%~90% 的人，其一条腿比另一条腿略长。如果你的两腿长度有差异，不要以为你是畸形的。我们身体的许多部位（脸、胳膊和腿）都有点不对称。当我伸出手臂时，很明显我的右臂更长。但我不是用胳膊走路，所以这不会造成像腿长差异所产生的那种影响。只有当不对称引起问题时，才有必要对其进行矫正。

Travell 和 Simons 表示，准确测量腿部长度的唯一方法是拍摄站立位的 X 线片。通过让一个训练有素的专业人员对你进行多种姿势的评估，你可以避免不必要的辐射。重要的是要区分真正的腿长差异和肌肉紧张或骨盆不平衡造成的假性腿长差异。训练有素的临床医生可以通过多种方式对此进行评估。一种方法是让你坐在平坦的表面上，双腿伸直，然后再躺下；如果从坐到躺，腿长有任何变化，则需要进行更多的检查。

我很少推荐后跟垫高，因为当我们调整骨盆、脊柱、肌肉和软组织使其对齐时，大多数明显的腿长差异的问题都得到了解决。如果我觉得仍有必要进行调整，我通常会先采取暂时的后跟垫高，以确定需要调整多少，以及可容调整到多大程度。我通常会在鞋子里放一个高后跟或增高垫来矫正。鞋跟增高很少能超过 3/8 英寸（约 1 cm）。非常大的调整可能需要特殊的鞋子。

Sam：一条腿太短了

一个十几岁的男孩 Sam 前来就诊，诉说自己的 TMJ 只有一侧疼痛。经过检查，我们发现他的一条腿明显比另一条腿长。我们做了几项测试，证实的确存在腿长差异。我们决定做个实验。最初，我们只采取了一侧后跟垫高以减少他的腿长差异，帮助他保持姿势平正。我们有点惊讶，当他下一次来的时候，他的下颌疼痛缓解了 50%。谁会想到治疗他的腿长差异可以显著改善他的下颌症状？但话说回来，我们的身体就是一条长长的从头连接到脚的动力链。

骨盆不对称

腿长差异并不是唯一能影响姿势的结构问题。你的骨盆可能会扭转而改变你的力线。另外，骨盆的一侧可能比另一侧小，这通常被称为骨盆不对称，这种情况下就需要垫高一侧臀部来保持水平坐姿，也需要在站立时使用足跟垫垫高较短的下肢。

脊柱直立于骨盆上，因此骨盆的任何移动或不对称都会影响脊椎和肩部的位置，让你看起来有腿长差异，而实际上没有。记住要寻找引起骨盆问题的原因。跌倒或每晚睡姿不佳都会对骨盆位置产生不利影响。如果你的骨盆不稳定，在穿裤子和鞋子时只需坐下来就可以帮助保持这一重要部位的稳定，尤其是当你的维持躯干稳定的核心肌肉力量薄弱或力量不平衡的时候。接受过骨科专业训练的物理治疗师可以评估你的骨盆和骶骨，并通过柔和的拉伸、锻炼、手法或肌肉能量技术来帮助你重新调整，然后帮你加强和平衡你的核心肌肉的力量和骨盆周围的结构，以获得骨盆的重新稳定。许多患有 TMJ 相关疾病的人存在关节松弛，如下面的例子所示。

进行夹枕头训练的 Penny

Penny 每天都头痛并存在韧带松弛。事实上，她的关节非常松弛，走路的时候你都能听到她骨盆发出的沉闷声。姿势评估显示她的腿部长度存在差异。然而，当她从双腿伸直在身前的坐姿转为仰卧位、骨盆发生旋转时，她的腿长也发生了变化。我想开始训练的时候应尽量轻柔，所以我尝试了一个简单的夹枕头（或挤压）训练。仰卧位时，Penny 会用她最大力量的 50% 轻轻地挤压一个折叠的放在两膝间的枕头，次数为 3~4 次。这个简单练习就足以帮助 Penny 重新平衡骨盆，她的腿长也没有差异了。Penny 每晚睡前都会做这个练习，她说如果晚上进行夹枕头训练，第二天就不会头痛了。

脊柱侧凸会造成姿势歪斜

脊柱侧凸是指脊柱的横向或左右弯曲，它会改变你的姿势，从而影响你头部、颈部和下颌的平衡。然而，并不是所有类型的脊柱侧凸都是由脊柱结构异常引起的。如果你双腿长度有差异或存在骨盆不对称，你的脊柱就像位于不平的底座或桌子上，这会迫使脊柱弯曲以代偿和平衡你的头部，造成功能性脊柱侧弯，如图 4.2c 和 4.2d 所示。当消除了这种差异（比如垫高后跟）时，功能性脊柱侧弯通常很容易得到解决。肌肉和软组织可能已经出现适应性变化，物理治疗师可以通过安排运动和拉伸来恢复你的脊柱的平衡和稳定。你也可能同时存在功能性脊柱侧凸和结构性脊柱侧凸。如果你认为自己有脊柱侧凸，一定要由专业人士进行评估，以确定是否需要治疗。

侧视图测量

你需要看到你的耳朵、肩膀、臀部、膝盖和脚踝。如果你留长发，你可能需要把头发放到耳朵后面。应面向墙壁或门口侧身站在坚硬的水平地面上。如果墙壁是垂直于地面的，当你看照片时，这条边就可以充当铅垂线或垂直引导线。让你的朋友（或自拍相机）从侧面给你拍几张照片。确定摄像头是水平的，照片应包括从脚底一直到头顶的你的整个身体。如果你没有相机，可以让你的朋友画一幅素描。在你拍完照片之前请不要阅读下文，否则你可能会以你应该站的姿势来作弊，而非采用你真实的姿势。

　　拍完侧视图照片后，把照片打印出来，然后用笔在你的脚踝、膝盖、臀部、肩膀和耳朵处画点（你也可以在拍照之前在自己身上画上点，不必文身）。如图 4.3a 所示，用直尺在点与点之间画一条

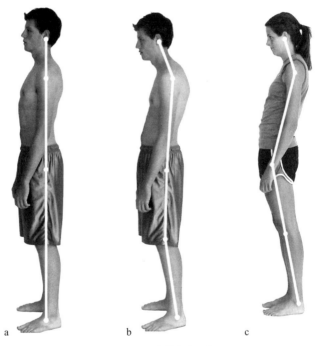

图 4.3　姿势侧视图
a. 平衡的姿势；b. 不平衡的姿势；c. 不平衡的姿势

线。你的最终目标是，当你将脚踝前方、膝盖中部、臀部（股骨大
转子）、肩部和耳垂处的点连接起来时，能够获得一条直线。这并
不意味着你的脊柱是直的。即使这些标志形成一条直线，在腰椎
（或束腰带的地方）处也应该有一个小曲线（前凸），颈部后面也
应该有一个小曲线，如图 4.3a 所示。

你该如何测量？

如果你的点连起来不是一条直线，你可以算是姿势懒散的人中
的一员了，在恢复的道路上迈出的第一步应该是认识到问题的存
在。尽管我已经教过成百上千的人关于良好姿势的重要性，我偶尔
发现自己也会耷拉着肩膀。地心引力一直以 $9.8 \ m/s^2$ 的加速度向下
推拉着我们，我们一整天的时间都需要对抗重力。然而，我们可以
用提醒和一些策略性的支撑方式来反击。

通常情况下，需要记住有一些例外。有些人永远无法实现完美
的对齐。有些疾病和功能紊乱（如脊柱侧凸、骨质疏松症等）会阻
碍一些人达到理想的姿势。然而，通过与你的医疗保健专业人员合
作，你可以朝着这个方向努力，根据你的情况进行任何必要的矫
正，以尽可能保持最佳姿势。

将完美的姿势付诸实践：如何站立

当我们谈论如何寻找到正确或平衡的姿势时，我们会从身体
底部开始，一步步向上探索。当你站着的时候，从你的脚开始摆
姿势。

你从脚到头的站立姿势

如果你完成了上面的练习，并从侧面拍了一张自己的照片，你应该能够画一条从你的脚踝经过臀部和肩膀再到耳朵的连线，并能看到背部的 3 条正常的平衡曲线（见图 4.3a 或图 4.1）。让我们根据所涉及的身体部位来了解构成你站立姿势的要素，并逐一讨论。

脚

从转移你的身体重心开始，这样你就能感觉到你的重心平衡在足弓或双脚中间。你的重心不应该放在你的脚跟或脚趾前面。应穿着具有良好的支持性的鞋子，避免穿高跟鞋（包括靴子），以免影响你的姿势。如果你有扁平足或韧带松弛的情况，那么良好的足弓支撑可能对你更有利。你可以尝试在当地的药房买便宜的足弓支具，或者咨询你的物理治疗师或足部专家。

- 高跟鞋应在坐着的时候穿，或者直接扔掉。
- 对于那些没有支撑的正装鞋子，试着找到优质的足弓支撑垫，如有需要可以从一双鞋换到另一双鞋里使用。
- 不要在家里光脚走路，要穿着有支撑作用的家居鞋。

膝

你的膝盖应该伸直。如果你双膝弯曲站立，你的腘绳肌可能会绷紧（见第 11 章）。你还需要确保你的膝盖没有过伸或向后弯曲。如果这是你典型的站立方式，你可能觉得你的膝盖轻微弯曲，但实际上它们现在处于一个平衡的中立位。对存在颞下颌关节紊乱和关节过度活动的人来说，这应该是一个常见问题。如果你认为自己具有"两倍的关节活动度"，请务必阅读第 9 章，其中我们讨论了关节过度活动。增强膝盖周围的肌肉力量和学习如何保护你的关节，可能会对你有益。受过骨科训练的物理治疗师能够帮助到你。

臀部和骨盆

许多人臀部往前顶，就像穿着高跟鞋一样（见图 4.3c）。另一些人则骨盆向后旋，就像蜷缩在尾巴下面一样（见图 4.3b）。这通常是由腘绳肌、股四头肌或髋屈肌紧张引起的。拉伸运动也许是获得柔韧性的重要一步，以达到良好姿势所需的平衡曲线，比如第 11 章所示的拉伸运动，或者其他由你的医生决定的拉伸运动。如果你的肌肉紧绷对你的姿势产生了负面影响，那就每天进行安全的拉伸运动，坚持 2 周，并在每次步行或运动后都进行拉伸运动。最常出问题的地方是腘绳肌、股四头肌和小腿肌肉。你可以把第 11 章中介绍的拉伸运动融入你的日常活动中。（根据你的情况，向你的物理治疗师咨询特定的拉伸运动，并复习第 11 章中描述的训练。）

腹肌

不要只专注于针对腹肌的紧实度而加强锻炼。膈式或腹式呼吸是非常重要的，因此你必须避免不断收紧腹部使其变平的情况。相反，当你提起和拉伸你的脊柱时，你的腹肌会以一种更健康的方式收缩和绷紧，但你仍然可以进行腹式呼吸。

背部

如果看背部照片，你的脊柱应该笔直且平衡，如图 4.2b 所示。然而，看侧面照片，你的脊柱应该有自然的曲线，这些曲线需要保持平衡，这样你才能站成正确的直线，并保持你的头部、颈部和下颌平衡（见图 4.3a）。你颈部后面的曲线是颈椎曲线，而你下背部的曲线是腰椎曲线。通常情况下，你可以通过拉伸脊柱来保持头部平衡并保持良好的姿势，这样你的脚踝、臀部、肩膀和耳朵就会对齐（同样见图 4.3a）。然而，要有耐心。你不可能一夜之间改变多年来的不良姿势，这需要时间，有时还需要专业人士的帮助。

肩

大多数人的肩膀会因为懒散姿势或侧卧而变圆。请面朝前看着镜子里的自己，自然站立。如果你的肩膀向后、拇指向前，你可能处于良好的姿势。然而如果你能看到你的手背，你的肩膀可能是圆的，你的胸肌可能是紧绷的。试着站直，然后想象有一根绳子系在你胸骨或胸骨的顶端上，然后提起绳子，这通常有助于你的肩膀自然地回到一个更平衡的位置。伸展胸肌可以帮助你达到平衡的姿势。拉伸肌肉有很多种方法。如果你的关节较松或肩膀容易脱臼，你应该咨询你的医生或物理治疗师，以确定是否应该将第 8 章图 8.22 和图 8.23 中的胸肌拉伸方法纳入你的运动后拉伸日常计划中。因为我们大多数人的姿势都是头前伸并有圆肩，这反过来又会影响我们的肩膀和肩胛骨，经常使得它们过度分开。紧绷的胸肌和圆肩会让中、下斜方肌难以发挥作用，并会造成身体虚弱和姿势不平衡，这可能需要物理治疗师设计专门的训练方法。有很多变量超出了本书的范围，但保持肩胛骨的稳定可能是实现平衡姿势和健康运动模式的重要一步。

头、眼睛和下颌骨

你的头应该是平衡的，眼睛看向前方，不要向上或向下看。如果你佩戴多焦或三焦眼镜，而且必须经常上下扫视来切换焦点，这可能会造成问题。在做一些特定的工作（比如在电脑前工作或阅读）时，可以考虑单独佩戴一副眼镜。头前伸的姿势会引起肌肉紧张。采取正确的姿势时，你的舌头可以更容易地固定 / 停留在你的上腭处，这有助于在牙齿分开的情况下放松下颌肌群，这样你就不太可能紧咬牙关了。

常见的站立姿势问题和解决方法

让我们来看看在站立时一些最常见、最容易出问题的姿势和活动。对于每一个问题，我都会提供有用的解决方案。

站立时体重分布不均。我的大多数患者都喜欢单腿站立、臀部推向一侧，就像抱着一个婴儿一样（见图 4.4e 和图 4.4f "不好的'不平衡'"）。这种姿势通常会引起功能性脊柱侧凸，并因拉扯不均匀而拉伤肌肉和关节。相反，站立时，身体重量应放在双脚上。如果你需要改变姿势，最好是一只脚在另一只脚前面或平稳地从一边向另一边转移重心，这有助于站直并保持平衡的姿势（见图 4.4a 和图 4.4b "好的'平衡'"）。

长时间用同一个姿势站立。比如，在刮胡子或化妆时用同一个姿势站立。解决方法很简单：双脚错开，放下一只手臂支撑身体。你甚至可以打开橱柜为你错开的前脚腾出空间（见图 4.4d）。此外，要经常变换姿势。尽量每隔 20~30 分钟或根据需要换一次姿势。你可以将背部靠在墙上作为支撑，也可以把一只脚放在某种类型的脚凳或矮椅子上来变换姿势，并根据需要交替变换（见图 4.4b）。想办法把平衡的姿势运用到所有需要站立的活动中，比如洗碗、做饭等。

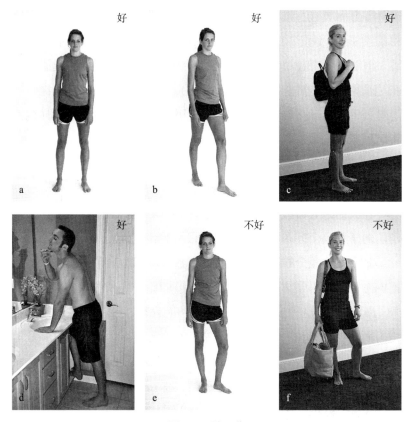

图 4.4　站立位
a. 好的"平衡"；b. 好的"平衡"；c. 好的"平衡"；d. 好的"平衡"；
e. 不好的"不平衡"；f. 不好的"不平衡"

　　提起或携带重物。做剧烈运动时不要咬紧牙关。携带手提包、公文包、袋子、背包或孩子通常会改变你的姿势，使你的头部、颈部和下颌紧张（见图 4.4f）。尽量少带随身物品。多买一套你需要的这些物品放在办公室和车里，而不要每天带着这些物品到处走。如果你必须携带某些物品，把物品贴紧靠近你身体重心的地方（通常是在你的腹部或腰背部）（见图 4.4c）。通过使用腰包、带有臀带的背包或双肩背包来均匀地分配重量。只要有可能，使用拉杆箱、婴儿车等工具用以减轻负重。贴近你的身体重心提起或移动 4.5 kg 重的物品，负重就只增加 4.5 kg，但重物与身体重心的距离超出一臂之长时，4.5 kg 重的物品会在你的脊柱上增加超过 45 kg 的负重。而且，当你拿着 4.5 kg 重的手提包或公文包时，若是每次都伸手把它放在汽车副驾驶座一侧的地板上，在这个过程中，你的颈部和肩膀会拉伤，你应该把它放在后备厢里或后座上。

身体对着镜子或水槽前倾。当身体前倾以剃须、化妆或在水槽边洗碗时，可以打开下面的橱柜门，将脚前后交错，并将一只脚放在橱柜里。把臀部靠在边缘。如果身体前倾，将一只手臂放下以中立、平衡的姿势支撑身体重量（见图 4.4d）。或者更好的办法是，买一面可以向你移动的镜子。应避免随意扭动身体（例如直接从水龙头喝水，你应该在水槽旁放一个杯子）。

步行。走路时保持良好的姿势，眼睛直视前方，而非看着地板或天花板，不然这会让你的颈部和下颌紧张。患有 TMJ 紊乱病的人通常都有这种紧张。走路时你应该感到舒适、平衡，并且不僵硬，一侧手臂应与对侧的腿一起有节奏地运动。

快速调整姿势的方法

因为我们大多数人都很忙，你需要"快速调整"姿势，用一种快速平衡姿势的简单方法。通过以下简单的练习和想象通常可以做到这一点。

- 想象一下，有一根绳子系在你的头顶或后脑勺，你正被这根绳子拉向天花板方向。你应该感到身体是平衡、拉长的，感到自己充满活力。微笑也会有所帮助。

● 接下来，提起系在胸骨上的假想的绳子，将肩膀转回原位。你的拇指应该朝前。放轻松！不要让自己感到不舒服。

高个子的 Tom：数年的颈部和背部疼痛在短短几周内就解决了

有一个名叫 Tom 的中年男子来找我治疗，他的症状表现为慢性颈部和背部疼痛。在一年多的时间里，他每周都会进行一次整脊手法治疗，这能迅速缓解他的疼痛，但他的症状总是会复发。他很高并且姿势很糟糕。他的腘绳肌太紧张了，以至于他的骨盆向后旋转，看起来就好像他的臀部紧紧地缩在下面。骨盆后倾使他脊柱的重要曲线变平，导致头部前伸。他身体僵硬，无精打采，痛苦不堪。我教给他关于良好姿势的基本知识，也教给了他许多我们将在第 11 章第 9 步中讨论的练习方法，这些练习方法对帮助他获得良好姿势至关重要。他学习很快，努力改正姿势，因此身体恢复了健康。在两三周内，他的病情改善了 70%~80%，并且他能够自己管理恢复的进程。

将完美的姿势付诸实践：如何坐

因为我们很多人坐着的时间比站着的时间更长，所以让我们以你学到的关于站姿的健康习惯为基础，再加上一些简单的坐姿原则。你仍然希望你的身体标志（臀部、耳朵和肩膀）对齐。然而，你的脚会处于不同的位置，所以我们从脚开始谈起。

从脚到头的坐姿

要学习正确的坐姿，让我们从坐在椅子里开始谈起。我们总是从躯干的根基或底部开始，也就是从你放在地板上的脚和你放在座位上的臀部开始谈起。接下来我们会一直说到你的头。

脚和双腿

无论你坐在哪里，你的脚都应该能够放在地上，或者放在一个稳定的脚凳上。避免把脚放到椅子下面，因为这会使脚、脚踝、膝盖、臀部紧张，并使骨盆呈懒散的姿势。如果你的腿不够长，你可能需要一个脚踏板。你可以自己购买，也可以自己制作一个，用胶带把电话簿或杂志包裹成你想要的高度和宽度。你可以发挥创造力，利用任何可用的东西，比如把背包放在飞机的地板上用来搁脚。避免跷二郎腿，因为这会使你的身体扭曲，使你的头部、颈部和下颌紧张。高个子或长腿的人可能需要把座位抬高，这样他们的臀部才能与膝盖保持水平或略高于膝盖。如果座椅不能升起来，坐在泡沫垫子、楔形垫或折叠的毛巾上，通常也能达到目的。

臀部

把钱包和手机从后面的口袋里拿出来。如果可以选择的话，把椅子调整到适合你的高度。把臀部挪到椅背处，这样你的骶骨和骨盆就不会向后滑动了。如果你坐在较深的椅子或沙发上，你可以在身后放一个枕头，让枕头支撑你的背部和骨盆。如果你的骨盆没有得到支撑，它就会倾向于向后滑动，导致弯腰驼背的姿势。你也可以坐在椅子边缘或楔形靠垫上，这会使你的骨盆向前倾斜，以保持正常的腰椎曲线，增大髋部的角度，从而减少背部所受的压力。把一些重量放在脚上也会有所帮助。经常变换姿势会很好。你的身体天生是用来运动的，保持活动会使你的身体更健康。每隔 20 分钟，就应该在椅子上扭一扭，站起来伸伸懒腰。工作的压力和电脑前的久坐会刺激你的头部和颈部。以这些原则为指导，找到最适合你的方法。在本节的后面，我将介绍如何以更符合人体工程学的方式调整你的工作台和椅子。

背部

一直靠着椅背坐在椅子上，感受椅背是如何支撑你的整个背部的。当你让椅子完全支撑你的时候，你的眼睛看向哪里？大多数椅背都是从垂直位向后倾斜 10°~20°。这应该有助于你放松。然而，如果你向后靠在椅子上，你很可能会仰望天花板。由于你通常需要向前看，而非向上看，所以你必须在没有椅背支撑的情况下保持身体直立，才能直视前方。这是很累的，而大多数人最后都会采取懒散或身体前倾的姿势。

好消息是有一些简单的解决方案。最简单的方法就是有策略地在你的身后放置一个背部支撑物，以支撑平衡的头部、颈部和脊柱。在图 4.5 中，我们放置了一条折叠的毛巾来支撑模特的上背部，这样她的头和耳朵能在她的肩部和臀部正上方保持平衡。所以，弄清楚你最常坐的椅子或座位（包括你的电脑椅、汽车座位和沙发）需要什么样的支撑物。到目前为止，我最喜欢的是可以安装在椅背上的充气靠背。你可以很容易地通过充气或放气来调整坐姿的舒适度，旅行时将其随身携带也很方便。

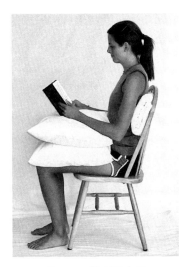

图 4.5 健康的坐姿

你可以购买各种椅子和靠背。如果你能将支撑物固定在椅子上，让它保持在适合的位置，这是一个很大的优势。这一点至关重要，因为背部的支撑物若滑到了椅子的底部，将使姿势比没有支撑物时的姿势更糟糕。

一些花费不昂贵的支撑方法如下。

● 一条折叠的小毛巾就可以了（见图4.5）。你可以用背带或尼龙搭扣把它固定在椅背上。

● 充气双翼式浮水袋价格不高且便于携带，如果你能找到合适的款式的话。沿着接缝剪开，让充气双翼式浮水袋张开，然后用尼龙搭扣固定。你可以根据你的座位来调整空气的量。当然，也有卖充气支撑物的，充气支撑物就是为了这个目的而设计的，而且使用起来更舒适。

● 你可以在任何地方使用任何可用的东西。在飞机上，我会用

枕头或毯子。在等候室里，我可能会用一本杂志做靠背。在
教堂里，我会用圣诗集。

手臂

当长时间坐着的时候，用扶手支撑你的手臂可以让你的颈部和
肩膀休息一下，扶手的长度刚好够支撑你的肘部和部分前臂。如果是
全长的扶手，它们会妨碍你靠近桌子，还会妨碍你从椅子上起身。如
果扶手太低，试着调整它们或者将它们用毛巾包裹起来，这样它们就
足以支撑你肩胛带的重量，包括你的手臂、肩膀和肌肉组织的重量。
不过，最好把扶手移开，这样打字的时候，你的肘部就可以自由移动
了。如果你主要的工作是打字，那么椅子最好不要有扶手。

在看电视的时候，使用额外的枕头来减轻颈部肌肉所承受的手
臂和肩膀重量的压力。对我这样的小个子来说，车里的扶手往往和
我相距太远。长途驾驶时，一些患者会在旁边放一个让手臂休息的
枕头。肩胛带的重量约占体重的 14%。如果你的体重是 55 kg，那
么为了支撑你的肩胛带所花费的精力就相当于整天背负 7.3~7.7 kg
（差不多 7.6 L 的牛奶）的重量。这额外的重量可能引起颈部疼痛。
其他减轻负担的方法如下。

- 站立时，双手放在胯上或口袋里。

- 带腰包，不要带手提包。

- 当肩膀放松、肘部放在身体两侧时，把最需要的东西放在弯
  曲的手臂够得到的地方，因为伸展手臂会让你的颈部紧张。
  一个常见的问题就是人们把电脑鼠标放得太远或太高。

- 打字时肘部要放松。当你不打字或需要休息时，把肘部放在
  扶手上。

头和眼睛

你的头应该是直立的，而不是向一侧倾斜。下面的建议可以帮助你保持头部正确地直立。

- 记住不要把电话夹在肩膀和耳朵之间，而是应该使用耳机或免提电话。
- 将电脑屏幕直接放在你的面前大约一臂的距离，屏幕的顶部刚好在水平视线上（见图 4.6）。使用文件架。
- 佩戴双焦眼镜和三焦眼镜需要你不停地上下看，这会刺激你的颈部，因此应考虑佩戴不同的眼镜，尤其是长时间从事同一项活动时。
- 为了缓解眼睛疲劳，记住 20/20/20 规则：每 20 分钟向 20 英尺（约 6 m）外看 20 秒。谨防强光、反光和过多或过少的光。这段时间也可以稍微休息一下，做做运动（如拉伸运动）。

常见的坐姿问题和解决方法

下面是一些最常见、最容易出问题的坐姿和活动，以及一些有用的解决方法。

阅读和写作

- 人们在桌边阅读便条或报纸时，通常会弯腰或懒散地趴在桌上阅读，而不是将轻薄的纸张拿到面前并保持良好的姿势来阅读。如有可能，应该把书或报纸拿到面前阅读。你可以使用枕头来支撑书本，并平衡你的姿势，如图 4.5 所示。
- 像绘图桌那样倾斜的书写台是有助于保持头部直立的理想

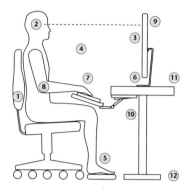

图 4.6　使用人体工程学电脑工作站的 12 个小贴士

1. 使用一把有动态靠背的椅子，并确保靠着椅背坐。如果椅子是可调节的，你可以根据自己的需要进行调整，这很有帮助。手动调整座椅高度、倾斜程度和椅背，或者增加支撑物，这样你就可以保持头部和姿势的平衡。

2. 确保眼睛与屏幕上方齐平，屏幕中心在视线下方 17° ~18° 左右。

3. 确保屏幕上没有刺眼的光线。

4. 座位与显示器保持一臂的距离，显示器应该居中，不要倾斜。

5. 把脚放在地板上或脚踏板上。

6. 使用一个与屏幕齐平的文件架。你可能偶尔想要将文件架调换左右两边的位置，这样你就不会总是看着同一个方向。

7. 保持手腕平直。腕垫虽然很受欢迎，但实际上会增加手腕受到的压力。

8. 让你的手臂和肘部在你身旁放松。避免总是伸直的状态。理想情况下，键盘就放在大腿上方，与大腿成一条直线。如果椅子有扶手，应该根据你的身高和体型对扶手进行调整，当你在打字和使用鼠标时，能够不妨碍把座椅挪到桌子下面，或自由移动肘部。

9. 把显示器 / 键盘放在你面前的中央。将鼠标放置在拿鼠标的手的正前方，并确保肘部在身体两侧放松，而不是放在扶手上。鼠标的移动应该从肘部开始，手臂应该放松。许多人把鼠标放在太远的地方，必须用力才能够到和使用。当我使用笔记本电脑时，有时候我会把鼠标放在膝盖上以获得更好的位置。

10. 使用可调节高度的底盘、后倾式键盘或托架。

11. 使用平稳的工作台面。

12. 每隔 20~30 分钟休息 2 分钟。尽可能多地活动身体的关节和肌肉（从脚趾一直到指尖和眼球）。轮换活动，让你的身体得到充分休息。

［资料来源：文本改编自"人体工程学电脑工作站的 12 个小贴士"，插图是在 Alan Hedge 教授的友好授权下重新创作的。］

选择。

- 在电脑前工作时，使用一个文件架，把文件抬到与眼睛平齐的高度，让它更靠近屏幕，这样可以防止你长时间以别扭的角度旋转头部，并且偶尔将文件架换到另一边，这样你就不会总是看着同一个方向。

看电视

- 调整电视位置，这样你就可以在合适的高度上看电视了。长时间以一个角度转动头部会引起头痛和颈痛。
- 不要躺在躺椅上或床上看电视。除非你的电视在天花板上，你才会需要把头向前伸去看电视。观看时要坐直，阅读或休息时可以斜靠。

久坐

久坐会导致血液在腿部淤积。应站起来四处走走，促进血液循环，帮助你更清晰地思考。在购买新书桌时，考虑买那种可以让你交替坐着和站着使用的桌子。在我工作的诊所，我们把笔记本电脑放在可以上下调节的滚动基座托架上，这种托架价格便宜、用途广泛。

开车

在开车时，你应该应用以上的原则，同时也要注意以下几点。

- 膝盖应该略低于臀部。
- 座位靠背应该足够直立，臀部处大腿与躯干的角度应接近90°。

- 确保腰椎和手臂有足够的支撑，特别是在长途驾驶时。
- 让你的座位离你足够近，这样你就不会是那种"单手酷仔"了，因为座位太靠后时，人们为了和方向盘保持一臂的距离，会扭伤颈部和肩膀。你的肩膀和颈部应该保持放松。
- 不要死死地用力抓着方向盘，那样会加剧肌肉紧张。你的手应该轻而稳地握住方向盘。
- 确保头枕没有导致你的头向前倾斜。
- 根据需要停下来休息一下，活动活动身体。

矮个子的 Sheri 和她简单的解决方案

　　每周我都会看到像 Sheri 这样头部、颈部和下颌都会疼痛的人。Sheri 个子不高，她发现自己得不断向上仰头和仰脖子才能看到别人，包括她高大的丈夫。她穿高跟鞋让自己变高，但因为她的关节很松弛，这进一步加剧了她的膝盖后弯。从侧面看，她的姿势像一个"之"字形，她的髋部太靠前，肩膀太靠后，头部又太靠前。当 Sheri 坐着的时候，她的脚碰不到地面，所以她发现自己臀部滑下去后背才能靠到椅背上，或者不得不坐在椅子前部，但这种姿势很快就变得不舒服。她的上臂也很短，手臂够不到扶手，所以当她坐在电脑前工作几个小时时，她的颈部和肩膀永远无法减轻负重。Sheri 厌倦了颈痛和头痛，决定用健康的习惯来取代有害的习惯。她把自己的许多高跟鞋都送人了，然后找了一些自己喜欢的时尚又有支撑作用的替代品。她学会站立时保持膝盖中立，而非向后弯曲，并通过前面讨论的"快速调整"方法来调整她的姿势。她和丈夫现在会坐下来进行长时间的讨论，这样她就不必抬头了并能根据情况调整。Sheri 把旧电话簿用胶带包起来做成脚凳，这样当她舒服地坐在电脑椅和沙发上时，脚就能碰到地面了。因为 Sheri 的关节很松弛，她预约了物理治疗师帮助她制订训练计划，以增强关节的力量、提高关节的稳定性。Sheri 现在感觉好多了，正在养成更健康的习惯。

在电脑前工作

如果你每天花在电脑上的时间超过 1 个小时，那么对你来说，按照人体工程学的原理来安排电脑和工作台的位置是很重要的。在近期的一项案例研究中，一名颈部和上肢疼痛的患者接受物理治疗后疼痛水平改善了 1 分，但当把物理治疗、处理病因和以符合人体工程学的方式布置工作环境相结合时，患者的疼痛水平改善了 4.6 分。你花在电脑上的时间越多，做一些聪明而简单的改变对你的好处就越多，从而可以缓解你头部、颈部和下颌的压力和紧张。

记住，运动对关节和组织的健康来说是必不可少的，所以要经常变换姿势，休息片刻，让身体朝相反的方向运动。在写这本书的时候，我训练自己交替用左手和右手使用鼠标，这样每天在电脑前工作 10~12 个小时累积的创伤就可以被化解了。

将完美的姿势付诸实践：如何睡觉

人一生中有 1/3 的时间都在睡觉。晚上睡得好对你的总体健康以及你的头部、颈部和下颌都至关重要。睡眠医学的先驱 William

C. Dement 博士说过，"除非有健康的睡眠，否则我们无法获得健康。"加拿大蒙特利尔大学的 Gilles J. Lavigne 博士警告说，"如果一个晚上睡眠不好，接下来的一天疼痛就会更剧烈……疼痛了一天之后，晚上就会更睡不好。"我现在用整整一个小时来解决患者的问题。当我们整理和评估可能的有害习惯并制订解决方案时，很明显，睡眠不足、睡眠质量差以及患者的睡姿往往是引起疼痛和功能障碍的最主要因素。"事实上，90% 的慢性疼痛患者报告称，疼痛发生在睡眠不好之前或开始时。"

Paul：买一个好的枕头

　　我的一位患者 Paul，他是一位很出色的老绅士，多年来一直饱受头痛和颈痛的折磨。我给他推荐了一些拉伸和姿势训练，取得了一些积极的效果。但是，当他改用矫形枕头并采用良好的睡姿后，他的颈痛缓解了 50% 以上。这么小的投资却有这么大的回报。

　　为什么这么小的改变会带来这么大的改善？我的观点是，当你养成了良好的睡眠习惯，得到了充足的睡眠，你就能够让你的身体处于一个健康的状态，这样它就可以有大约 8 小时或一天中 1/3 的时间处于休息和愈合状态中。然而，如果你睡眠时采用一个有害的姿势，你很可能会在这段睡眠时间内损害你的身体。如果你剥夺了自己所需要的睡眠时间，这就有点像面包还没完全烤熟就从烤箱里拿出来一样。

　　一般来说，你醒来时应该感觉神清气爽。如果你醒来时感觉不舒服，那么就需要进行更多的调查研究。尝试连续几周都用下文提到的方法，如果你仍然觉得收效甚微或毫无改善，那就和你的医生讨论一下是否需要咨询睡眠专家。记住，没有两个人是完全相同的，改变任何习惯（包括你的睡姿）都需要时间。我将提出对大多数人有效的指南和建议，但这取决于你以及你的医生如何对其进行调整以满足你的个人需求。

挑选一个完美的枕头

你可从使用一个能塑成合适形状的羽绒枕头开始（见图 4.7），或者使用一个矫形枕头来支撑你的颈部曲线。当你侧卧睡觉时，你需要把羽绒枕头折叠起来，或者找一个侧卧部分更宽的矫形枕头，因为你的耳朵到肩膀的距离几乎是仰卧时枕头支撑颈部后方到床面的距离的两倍。如果你采取仰卧位，枕头太多或者枕头太大或太硬会导致你的头和下颌采取一个别扭的姿势。

环绕式枕头。如果你平躺着睡觉，晚上倾向于把头偏向一边，那么你醒来时颈部会很僵硬。你可以在你的头旁边放一个枕头，让你的头靠在枕头上，保持中立、平衡的姿势，或者尝试用枕头的底部边缘包裹住你的颈部和肩膀的底部，为你的头提供一个摇篮，防止其翻滚（见图 4.7a）。

脸颊枕头和其他"心理泰迪熊"。我们大多数人都把某些事情与睡眠联系在一起。例如，许多侧卧位和俯卧位睡觉的人都希望有某些物品贴着他们的脸（见图 4.7b）。他们习惯于枕头或床压在他们的一侧脸上，这甚至可能是帮助他们入睡的信号。如果你把姿势改为仰卧时没有这种感觉就睡不着，那么试着用毯子或小枕头代替，当你仰卧时，把它轻轻地放在你的脸颊旁边，并且确保你可以自由呼吸，下颌没有受压。趴着睡的人如果把枕头放在肚子上，会

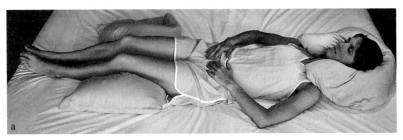

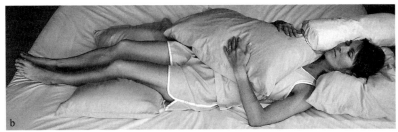

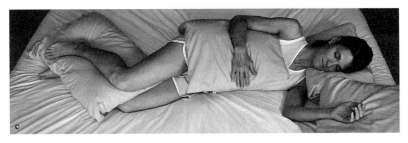

图 4.7　平衡的睡眠姿势
a. 包裹在颈部的调整了形状的枕头用于支撑，并在膝盖下垫枕头；b. "心理泰
迪熊"，适用于俯卧和侧睡者；c. 侧睡，枕头位于膝盖之间和上臂下方

更舒服。也可能有其他方法，但你应该明白该怎么做了。

　　身体枕头。如果你以前是俯卧睡眠者，身体枕头会很有帮助。
在你容易翻身的一侧放一个身体枕头。它的作用有点像栅栏，可以
帮助你避免翻滚到俯卧位。

　　使用一张好的床垫。没有"通用"的床垫。你需要找到一张

床垫，它能支撑你的身体（包括脊柱），使其保持平衡、中立的位置，让你感到舒服。每个人都有一点不同，所以在购买之前先试一下。如果你每晚平均睡 8 个小时，你一年将有 2920 个小时用来恢复精力。确保床垫可在 30 天内退货，以防万一。我的一些患者花了几千美元买床垫，结果买的床垫让他们很痛苦。

仰卧位睡姿

晚上先平躺着睡，在膝盖下面放一个枕头。在临床意义上，采取仰卧位并且使膝盖稍微弯曲对背部的压力更小，我发现这种姿势能使头部、颈部、下颌肌肉和关节处于更轻松的状态。姿势可以有很多可能的变化：一只膝盖弯曲在枕头上、一只膝盖在枕头下伸直等。关键是要保持姿势平衡。我喜欢把肘部放在身体两侧，双手放在骨盆或大腿上。这让我的肩膀处于一个健康的状态。对于想要戒掉趴着睡的习惯的人，如果在他们的肚子上放一个枕头，他们的感觉会好很多，因为这样可以重新造成一种脸和肚子放在床上的感觉。

当你仰面平躺的时候，你需要一个枕头来支撑你正常的颈部曲线，而非把你的头往前推。记住，睡觉时枕头太大或太多会导致姿势朝前，这会使你的颈部紧张，导致你更有可能咬紧牙关或者磨牙，或导致错误的吞咽动作。适当的支撑能让你在睡觉时保持良好、平衡的姿势。

如果你想保持仰卧位，但又需要一些变化，试试这个建议。我是在一次手术后想到这个办法的，那次手术迫使我躺着睡了几个星期。当我需要改变姿势时，我会在身体的一侧放一个枕头，然后背靠在上面，这样我就是部分侧躺着，但主要还是仰卧着。这只是让我感觉到了姿势的改变，但并没有打破原则。然后可以换一边。请记住，平躺着睡并不是对每个人都是最好的姿势。我有一些体重较重的患者在平躺时往往会出现呼吸困难，我的一个患者每次平躺时都会出现牙关紧锁，所以和你的医生一起制订治疗方案。

睡觉时，不要枕着手臂睡或把手臂放在头上，也不要把你的手放在下颌下面。这些姿势会使颈部和肩部肌肉紧张，从而导致这些部位出现疼痛和功能障碍。同样地，弯曲手臂、整晚用手捂脸会刺激你的肌肉，给你的下颌带来不利的压力。如果你想要有东西贴在脸旁，试试用柔软的枕头或毯子。

试着把床头升高。这种升高可以帮助治疗反流症状和放松某些肌肉触发点，还可以帮助那些打鼾或平躺时感到不舒服的患者。用非常稳定的块状物将床架的头端部分抬高 2~6 英寸（约 5~15 cm）。你可以使用电话簿，可以用被胶带粘在一起的木片，或者购买床架。有些人则试图睡在躺椅上以抬高他们的头。

侧卧位睡姿

虽然平躺着睡可以改善你的姿势、减少肌肉紧张，但并不是每个人都可以或应该平躺着睡。如果你患有睡眠呼吸暂停，平躺着睡会打鼾，或者仰卧时会更紧地咬紧牙关，那么你应该避免平躺着睡。通常退而求其次的选择是侧睡。侧睡会给你的下颌、颈部和肩膀带来更大的压力。如果你侧睡，你需要花更大的力气来保持平衡，因为你需要控制更多的变量。如果可能的话，你应该左右交替侧睡。我接触过的大多数侧睡者都有姿势问题，他们几乎只朝一边睡，我们经常可以发现他们的许多症状和姿势问题就是源于这种睡姿。

调整你的头

侧卧睡时，你需要一个厚枕头或支撑物。从你的头到肩膀外侧需要跨越的距离，远远大于你仰卧时需要支撑颈部曲线的距离，这样是为了让你在侧卧时能保持头部的水平。男性和肩宽的女性可能需要被给予更多的支撑。一些矫形枕头在设计中添加了额外的支撑功能。然而，如果你用的是平枕或羽绒枕头，你必须记住要把枕头对折，以便其在侧睡时提供额外的支撑。

不要让枕头顶着下颌。相反，大部分压力应该放在脸颊或头部，枕头应为下颌提供温和的支撑。

调整你的脊柱和四肢使其平衡

侧卧时，在膝盖和脚踝之间放一个枕头。这样可以使你的臀部、脊柱和骨盆处于一个平衡的位置，并有助于防止你翻滚到俯卧位（见图4.7c）。

避免蜷缩成胎儿的姿势。这会让你的头过于前倾，导致你咬紧牙关和出现错误吞咽。

在你的上臂下方（非卧位侧）放置一个枕头且让枕头位于身体前方。这会让你的肩膀、颈部和手腕处于一个更放松的位置，有助于防止整晚你的手臂穿过身体环绕肩膀。它也有助于防止你翻滚到俯卧位或蜷缩成胎儿的姿势（见图4.7c）。

在你的身体下面放一个枕头。如果你躺着时肩膀承受的压力太大，试着在你的躯干下面放一条薄毛巾或一个枕头，这样就会给你的肩膀留出一个洞或口袋。如果你只采取侧睡的姿势，或者肩膀很宽或肩膀有问题，这不仅会卸下或减轻你肩膀和颈部承受的负重，还会使脊柱变平。试一试，这真的很舒服，如果你只采取侧睡姿势的话，这很值得。

将手腕保持在中立的位置。人们在夜间弯曲手腕并不罕见，但这会刺激腕管区域。在上臂下放一个枕头可以帮助你的手腕保持在水平、中立的位置。

避免俯卧位睡姿

上周我接待了一位年轻的女士，她是一个喜欢俯卧睡的人，她的整个髁突已经磨损了，但她仍然趴着睡。

对于有头部、颈部和下颌疼痛的人来说，俯卧睡通常不是一个好姿势。如果你俯卧着睡，这种睡姿通常会迫使你的颈部出现极端的旋转，然后整晚都让你沉重的头压在下颌上。这会对下颌、颈部关节和肌肉造成极大的压力。我认识一些患者，他们在趴着睡觉醒来后出现了牙关紧锁或颈部椎间盘突出。俯卧位睡姿也会引起背部、臀部和肩部疼痛。趴着睡是一个很难改掉的习惯，但改掉此习惯通常是缓解疼痛和改善身体机能的必要步骤。

我有很多患者一直趴着睡觉，他们都成功地用枕头做成一种栅栏，防止自己趴着睡觉。有些人甚至在睡衣前面缝了一个小球，这样他们趴着睡就不舒服了。这些方法真的是非常有创造力。

如果患者必须要趴着睡才能改善气道问题或者有其他原因，我们会建议在他们的肚子、脚和额头下各放一个枕头，这样就有了一个空间可以方便呼吸，并且使得下颌没有受压。

改变无意识的睡眠习惯

当我的孩子还小、不能整晚睡觉的时候，有人向我介绍了一本"神奇"的睡眠书：Ferber 医生所著的《解决你孩子的睡眠问题》。

儿科医生 Richard Ferber 是美国波士顿儿童医院儿童睡眠障碍中心的主任。他的适用于这里的理论是：在整个晚上，你会有几次半梦半醒的时刻，如果一切都是你感觉应有的样子，你会继续睡觉，甚至没有意识到你曾经醒来过；然而，如果你的被子掉了或者枕头掉在地板上，你就会醒来拉过被子或者捡起枕头，然后继续睡觉。当你开始改变你的睡姿习惯时，你可能会发现你的睡姿并不健康。就像 Ferber 医生提到的例子一样，你可以利用这些半清醒的时刻让自己回到一个健康的睡眠姿势，然后再继续睡觉。这通常需要一两个星期，但让自己对一个新的、更健康的姿势感觉舒适可能需要更长的时间。然而，这非常值得！

其他有益睡眠的小贴士

如果你能保证一定质和量的睡眠，你的感觉和身体机能会更好。这一点非常重要，所以我想再分享一些能够改善你的睡眠的方法。

- 建立一些常规习惯。
  - 每晚在同一时间上床睡觉，每天早上在同一时间起床。
  - 给自己安排充足的睡眠时间。大多数人每晚需要 7~9 小时的睡眠。
  - 以同样的方式放松下来，告诉自己的身体该睡觉了。
- 为了避免晚上起床，可采取以下方法。
  - 睡前 1 小时不喝任何液体。
  - 睡前 3 小时不喝酒。
  - 睡前 6~8 小时不摄入咖啡因。
- 为了帮助你更容易入睡，可采取以下方法。

- 累了就上床睡觉。
- 播放一张能让人放松的 CD（如果需要的话）。
- 消除灯光、噪声，并设定一个凉爽且舒适的卧室温度。
- 睡前至少 1 小时不要看电子屏幕。
- 定期锻炼和晒太阳可以帮助你睡得更好。

● 避免晚上吹凉风，这会增加肌肉和关节的敏感度。

● 旅行时带上颈枕，并保持同样的常规睡眠习惯。

● 中午打个盹，哪怕是 15~20 分钟，都能让你保持清醒和神清气爽，但睡得太久或太晚可能会让你在晚上难以入睡。

● 最后一招是服用安眠药。

大多数人都有失眠的时候，但如果你尝试过这些方法，可是白天醒来时仍然感觉很累或很困，你可能应该去看医生或睡眠专家。找到并消除引起睡眠障碍的原因，对帮助你恢复健康至关重要。

许多人在床上看书和看电视。但床主要应该用来睡觉，那些在床上做这些事情的人应该尝试以下建议。

● 躺在床上看书时，不要把枕头垫在头下，而要垫在书下面，这样可以让书靠向你（见图 4.8）。

● 避免在床上看电视。如果你不能改掉这个坏习惯，那么确保屏幕在你视线的正前方，不要太高或太低，也不要处于一个别扭的角度。

打鼾和睡眠呼吸暂停是需要关注的问题

有人说过你有晚上打鼾或呼吸困难的情况吗？打鼾和睡眠呼吸暂停通常与 TMJ 紊乱病和其他慢性疼痛综合征有关，这可能是你气道阻塞的迹象。然而，如果你的鼾声很大、很频繁，并且伴有呼

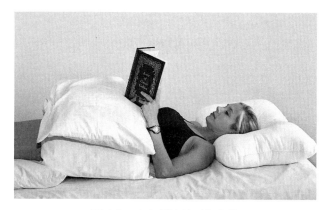

图 4.8 床上阅读的平衡姿势

吸表浅或呼吸停止，你可能患有睡眠呼吸暂停综合征。根据美国国立卫生研究院的说法，"睡眠呼吸暂停是一种很严重的常见疾病。在睡眠呼吸暂停发作时，你的呼吸停止或变得很浅。每次呼吸暂停通常持续 10~20 秒或更长时间。这种呼吸暂停可能在每小时内发生 20~30 次或更多。"如果你的呼吸停止，你就无法吸入任何氧气，就必须醒来重新开始呼吸。这会干扰你的睡眠，让你醒来时感觉没有休息好，还会加剧你的疼痛和功能障碍。发生中枢性呼吸暂停时，大脑无法发送信息启动呼吸。阻塞性睡眠呼吸暂停是指由气道塌陷或阻塞引起的睡眠呼吸暂停。肥大的扁桃体、变形的舌头或塌陷的气道肌肉都会阻塞气道。我的许多患者都表示，当训练他们的舌头在夜间保持贴合上腭而不落回气道之后，他们打鼾的情况就有所改善。有一些训练可以帮助打开气道。侧卧睡也很有帮助，如果你体重过重，可以尝试减肥，并且睡前不要喝酒。无论病因是什么，如果你经常出现睡眠呼吸暂停或打鼾，请专家进行评估是很重要的。

总结

无论是睡觉、坐着还是站着，良好的姿势都很重要。大多数人都知道，驾驶一辆轮胎漏气的汽车不仅危险，而且还会使汽车偏离定位，导致轮胎磨损不均。然而，当我们存在姿势懒散、腿长不齐或整晚保持有害的姿势的问题时，我们没有考虑到良好的协调性和姿势对我们身体的重要性。为了促进身体健康，你可以遵循以下五点。

（1）建立健康的睡眠习惯，如果你不打鼾、呼吸道通畅，应以平衡的姿势仰卧着睡，否则试着侧睡。准备好保证有效睡眠所需的枕头。

（2）把你使用最多的坐具调整好，这样你就能支撑脊柱的正常曲线，减轻肩膀和手臂的重量，确保脚能舒服地放在一个稳定的表面或脚凳上。坐具包括沙发、汽车座位、电脑椅等。

（3）采取明智的站姿。用竖着的绳子被拉直来类比帮助你专注于拉伸和平衡你的脊柱、头部及颈部。站立时，体重应平均分配在两条腿上。

（4）根据人体工程学来安排你的工作台或电脑区域。你在一项活动上花的时间越多，那么在做这个活动时保持平衡的姿势就越重要。

（5）与合适的卫生保健专家确定并解决任何身体力线的问题。

（6）为自己做一个个性化的改变清单，以表 4.1 为参考。

表 4.1 改变清单：改善姿势

有害的习惯	健康的习惯	改变
我趴着睡，或者左侧卧睡并把手臂放在枕头下	我主要采取仰卧的睡姿，如果需要的话，我会把手臂放下交替侧卧	我会保持手臂放下的状态 我会买一个好的颈枕，其可以支撑背部和侧睡的姿势 我会在膝盖下面和上臂下面各放一个枕头，在旁边放一个身体枕，或者在睡衣前面缝一个球，这样可以防止我翻滚成俯卧位睡姿 无论何时醒来，我都会采取一个良好和正确的姿势
当我坐着且脚碰不到地面的时候，我就会采取懒散的姿势	我会保持良好的坐姿，头部、颈部和下颌保持平衡，双脚有支撑	我会在我的电脑椅、汽车座椅上增加适当的腰部支撑，坐在沙发上时我会用上枕头 当我坐在电脑椅和沙发上时，我会把旧电话簿粘在一起当作脚凳
我的关节很松弛，站立时双膝向后弯曲；我喜欢穿高跟鞋，喜欢单腿站立	我会以膝盖保持中立和平衡的姿势站立	我会贴一些便签，提醒自己注意自己的姿势 我会扔掉我的高跟鞋，换上有益健康的鞋子 每次我的朋友发现我单腿站立并提醒我的时候，我就给他们小礼物以示感谢

5

第三步：TLC
牙齿分开，嘴唇闭合，让你的肌肉和精神恢复平静

你的牙齿应该很少相互接触。即使咀嚼时，牙齿之间也有食物。你的牙齿唯一会相互接触的情况是当你吞咽时，你的后臼齿会短暂接触。当你的下颌处于休息位时（它永远不会完全休息），总体规则是"牙齿分开，嘴唇轻抿"。该规则由 PoTSB TLC 中的 TLC 表示，我们将在本章中讨论牙齿对你的颞下颌关节可能产生的一些影响。

牙齿接触的危害

一项研究显示，有咀嚼肌和关节疼痛症状的人 80% 的时间会保持牙齿接触，而没有疼痛的人只有 20% 的时间会保持牙齿接触。如果你存在咬牙或磨牙的情况，是因为疼痛而咬牙还是因先咬牙而引起疼痛？虽然目前尚无定论，但专家怀疑受颞下颌关节紊乱病影响的人对牙齿位置的感知不如大多数人，这会使他们在咬牙或磨牙时更难意识到他们正在这么做。

你的牙齿相互接触会引起什么后果？以下是一些有害的结果。

（1）牙齿接触会加剧颞下颌关节的磨损。你可能还记得成年男

性牙齿咬合时可以产生高达 121 kg 的压力，相当于某些冰箱的重量，因此你的下颌可以产生巨大的力，并且当你的牙齿接触时，这种力就会传递到颞下颌关节。这种增加的压力会导致颞下颌关节出现早期功能恶化或关节炎。

（2）磨牙或持续的牙齿接触会将滑液挤出颞下颌关节的关节盘，同时这类动作也会使关节盘被固定在下颌骨髁突顶部，妨碍其发挥正常功能。

（3）当肌肉必须收缩以保持牙齿接触时，可能会出现疼痛和疲劳。这个动作使得肌肉超负荷工作。通过测量肌肉电活动来衡量肌肉活动水平可知，当牙齿接触时，肌肉活动水平是牙齿不接触时的2~3 倍。

（4）持续的牙齿接触会损坏你的牙齿。如果你咬紧牙关，你的牙齿会出现磨损甚至折断。经常咬牙和磨牙会对牙齿造成磨损，直到所有牙齿完全一样高。有些牙齿磨损得太厉害，以至于牙釉质消失，可看到牙齿内层略带黄色的牙本质。

肌肉紧绷、咬牙和磨牙

咬牙和磨牙的人很常见。这类人群大多数存在肌肉紧绷且紧张的情况，以至于说话时几乎张不开嘴。他们的咀嚼肌通常是肥大的。你经常可以看到他们在休息时和说话时牙齿会接触。他们的犬齿通常是扁平的，所有的牙齿可能都一样高。他们经常抱怨有头痛和下颌痛。

如果你早上醒来时出现头痛或面部、下颌、牙齿疼痛，那么你很有可能在夜间磨牙或咬牙了。你也可能采取了某种对 TMJ 有伤害的睡眠姿势。以下三大类导致牙齿紧张的习惯需要予以注意和改变。

肌肉紧绷

当你自觉或不自觉地让运动下颌的肌肉长时间收缩，就会产生持续的张力，哪怕你的牙齿并未接触，也会使得肌肉紧绷。许多读者可能会想"我的牙齿没有接触到"，但你的肌肉却处于紧张、紧绷和过度劳累的状态。大多数紧绷下颌肌肉的人意识不到他们在做什么。他们长时间保持这些肌肉的紧张，以至于不知道如何放松它们。然而，肌肉紧绷可以产生与咬紧牙齿相同程度的、比正常情况下高出 2~3 倍的张力。训练有素的专家通常可以通过考虑以下因素来判断你是否存在肌肉紧绷。

- 你的牙齿有轻微的磨损或几乎没有磨损。
- 触诊时你的肌肉绷紧。
- 你白天并未意识到咬牙或磨牙。

咬牙

当肌肉紧张并且牙齿接触时会出现咬牙。这有时很难察觉，许多人不知道他们自己有咬牙的情况。有咬牙习惯的人的牙齿通常不会像磨牙者的牙齿那样被磨平。尽管如此，咬牙仍然会使 TMJ 承受大量不必要的压力和伤害。

咬牙被认为主要是由压力引起的。然而，头前伸姿势也容易诱发咬牙动作。只要你把头前伸，你的牙齿就会合在一起。如果你咬紧牙关并将舌头沿着脸颊内侧扫过，你可能会感觉到自己口腔黏膜上有一条咬痕。如果你感觉到在脸颊内侧、牙齿接触的地方有一条水平线，那么你很有可能正在咬牙或磨牙。

磨牙

磨牙也被称为磨牙症。一部分人晚上经常磨牙，以至于他们的牙齿被磨平到相同的高度或出现凹槽。另一部分磨牙者的牙齿情况更糟糕，他们的牙齿出现了开裂、松动甚至碎裂的情况。与肌肉紧绷和咬牙一样，许多人没有意识到他们在磨牙，因为他们通常在睡觉时磨牙。如果不采取措施阻止这种损伤，磨牙会导致下颌骨损伤、下颌肌肉不适甚至牙齿脱落。

磨牙在20多岁人群中发病率最高，70多岁人群中发病率最低。摄入咖啡因会使磨牙的发生率加倍。其他风险因素包括吸烟、服用抗抑郁药等药物、睡眠呼吸暂停和口干燥症（口腔干燥）。

夜间磨牙会导致肌肉紧绷和激惹，让你更容易咬牙并整天保持肌肉紧张。这可能会导致肌肉激惹和疼痛的持续循环。磨牙主要发生在睡觉时，并且通常与睡眠呼吸暂停有关，当你仰卧睡觉时会更频繁地发生这种情况。60%磨牙的人抱怨睡眠质量差、睡眠量少。磨牙引起的疼痛常常使他们在夜间醒来。

如何缓解肌肉紧绷、咬牙和磨牙

正如引起咬牙的原因是多方面的且仍在被探索，对咬牙的治疗也是如此。我将首先讨论一些潜在的原因和影响因素，然后回顾安全、简单又经济的治疗方法。我将简要地讨论一下最常见的治疗方法，包括使用牙齿护套/器具和药物。

纠正你的姿势和舌头位置，并获得足够的优质睡眠

从你的姿势开始纠正。一旦你的头前伸，你的牙齿就倾向于接

触，舌头就会抵住你的牙齿。因此正如我们在第 4 章中所讨论的那样，纠正你的姿势，并采用第 6 章中所讨论的方法训练舌头贴于上腭，这对保持牙齿分开是至关重要的。请确保在站、坐、睡时纠正自己的姿势。

（1）**站立**。假装你的头被一根绳子拉着，绳子将你的身体拉向天花板，你将舌头贴于上腭并将你的体重平均分配，这样你的头就可以保持平衡。

（2）**坐着**。必要时使用靠背支撑身体，以保持头部相对于脊柱正常曲线的平衡。试着采取挺拔的坐姿。如果你的牙齿是分开的，当你向下看时，你的牙齿会咬在一起。将舌头贴于上腭，因为这有助于放松下颌肌肉。

（3）**睡觉**。晚上的睡姿也很重要。如果你仰卧睡觉且头下垫两个枕头、蜷缩成胎儿的姿势或者俯卧睡觉且下颌紧贴床，你的牙齿可能会整夜都处于咬紧的状态（参见第 4 章中关于睡眠姿势的内容）。睡眠呼吸暂停也是磨牙的危险因素。仰睡会增加气道塌陷或舌头后退并阻塞气道的可能性。咬牙或磨牙是身体试图唤醒你以打开气道的一种方式。尝试按照第 2 步（第 4 章）的讨论把床头抬高。采用良好的姿势侧卧睡觉。获得良好的睡眠质量和时长至关重要。晚上磨牙的人中有 60% 的人报告睡眠质量差，并且有 10% 的人会因疼痛而醒来。采取放松的鼻呼吸和膈式呼吸，以及进行精神压力的自我管理也很重要，这些事项在第 5 章和第 11 章中进行了讨论。

可能引起咬牙的常用药

评估你正在服用的药物并寻找可能引发你所担心的症状的药物副作用。例如选择性 5- 羟色胺再摄取抑制药（selective serotonin reuptake inhibitor, SSRI）通常用于治疗抑郁症、焦虑症、强迫症和创伤后应激障碍。然而，这些药物的副作用包括咬牙、头痛、头晕和胃肠道不适。该类别中有 30 多种药物，包括氟西汀、舍曲林、艾司西酞普兰和帕罗西汀。如果使用 SSRI，这些药物可能会引起咬牙的症状。氟西汀和帕罗西汀可能会引起夜间磨牙症，因此不推荐使用。你可能需要与开处方的医生以及药剂师讨论这些症状和可能的药物选择。

补充足够的叶酸

根据 Travell 和 Simons 的研究，叶酸缺乏会导致肌肉不自觉地紧张用力且不能放松，有时会引起磨牙。这可能与不宁腿综合征的情况类似，但此时发生在下颌。因此，除了健康饮食外，你可能还需要确保摄入足够的叶酸。根据美国国立卫生研究院膳食补充剂办公室的数据，14 岁及以上人群平均每天应摄入 400 μg 叶酸，孕妇每天需要 600 μg 叶酸。

使用闹钟来提醒

把你的闹钟设置为每小时响一次，提醒你检查你的下颌是否紧张或牙齿是否接触。如果是，停止你正在做的一切，有意识地让你的肌肉及精神平静和放松下来。让你的下颌放松地张开，把舌头贴于上腭，然后合拢嘴唇。你的紧张感应该会消失，你正在用健康的习惯取代有害的习惯。当你进行 PoTSB TLC 检查时，你需要检查你的牙齿位置。

让搭档提醒自己

我丈夫过去常常在晚上磨牙，噪声会把我吵醒，我就把他叫醒，让他知道自己在磨牙。这种干扰使他停止了磨牙，重新调整到更好的睡姿，经过几周的努力，他晚上不再磨牙了。你可以让搭档在晚上或白天给予你提醒。

放松肌肉和保持平静

生理上和心理上的压力会加剧你身体的紧张感，导致肌肉紧绷、咬牙或磨牙。一些研究人员认为，这些习惯是由中枢神经系统出现问题引起的。疼痛是生理压力的一种表现，它会导致你咬牙。不安全感是心理压力的一种表现，当我们感到不安全时，我们身体的交感神经系统会被触发，这会导致肌肉收缩，使我们为"战斗或逃跑"反应做好准备。因此需要创造安全的环境和建立轻松的关系。第 11 章（第 9 步）中讨论了缓解压力的方法。你需要制订压力管理计划并使用技巧，使你的肌肉及精神平静和放松下来。在 Canyon Rim 物理治疗诊所，我们的许多患者已经能够通过进行针对下颌的放松练习、使用呼吸技巧以及使用可视化和让人放松的 CD 来提高他们放松下颌和保持平静的能力。

改掉这些有害习惯

- 戒烟。
- 减少或戒除咖啡因的摄入（仔细检查标签，因为咖啡因是一种常见的成分，即使在所谓的"脱咖啡因"咖啡和其他饮料中也是如此）。
- 如果你患有睡眠呼吸暂停或口干燥症（口腔干燥），请寻求帮助。

你的牙齿和不良咬合的影响

根据《哈佛健康通讯》报道，在 20 世纪 70 和 80 年代，颞下颌关节紊乱病学界认为下颌疼痛是由咬合不良引起的关节问题而导致的。为了解决这个问题，需要"修复"咬合关系和颞下颌关节。不幸的是，这导致许多人接受了不必要和不可逆转的治疗，例如牙冠处理、牙齿调磨和大量颞下颌关节手术。虽然所有这些治疗操作都有其特定的需要，但在过去 10 年中，医学思维发生了变化。

正如本书前文中所讨论的，我们现在在知道头痛、颈痛和下颌功能障碍通常与姿势和口腔运动功能障碍有关。美国国立卫生研究院建议消费者在进行不可逆转的手术之前，首先尝试安全、可逆的选择，其中许多方法我们已尝试向你介绍过。另外，请记住，由于你的牙齿不应相互接触（除非在吞咽时短暂接触），如果你可以按顺序遵循 PoTSB TLC 原则，此方法会帮助你保持牙齿稍微分开，并减少不完美咬合带来的影响。如果你的咬合存在"偏离"或给你带来了问题，请记住肌肉或颞下颌关节问题可能是咬合不正或咬合不良的真正原因。物理治疗、进行适当锻炼和使用下颌矫治器或咬合板是一些侵入性较小的方法，可以帮助解决这些问题并恢复平衡。

什么是下颌矫治器或咬合板？

下颌矫治器或咬合板（也被称为口内咬合矫正器）有许多类型。根据最近发表在《新英格兰医学杂志》上的一份报告，最常见的下颌矫治器是由硬亚克力定制而成，类似于可以轻松插入和取出的保持器。它们通常适合整个上下牙列。咬合板对 TMJ 功能障碍的许多方面都有帮助。根据报告，这些器具的设计目的如下。

● 通过改变关节力学并提高关节潜在的运动能力，以及增大关节活动幅度以改善 TMJ 功能。

- 改善咀嚼肌功能，同时抑制肌肉的异常功能。

- 如果你有磨牙和咬牙的情况，可以保护你的牙齿。

- 使患者提高对有害口腔习惯的认识，这可能有助于改变"启动和调节咀嚼功能的中枢运动系统区域"。

牙齿护套与上述器具是不同的。它们通常不是定制的。它们柔软、灵活，佩戴于牙齿上，能保护牙齿和口腔中的其他结构免受接触运动中导致的创伤或咬牙、磨牙造成的损伤。牙齿护套通常只在晚上或运动时佩戴。尽量不要咬你的牙齿护套、咬合板或任何其他你可能正在使用的器具。你的牙齿可能会受到更好的保护，但过多的咬牙或牙齿接触仍会对你的颞下颌关节产生不利影响。

哪些人群需要咬合板？好的咬合板会起什么作用？

并非所有 TMJ 紊乱病患者都需要咬合板，对此仍须进行大量研究。2004 年，科克伦协作网（Cochrane Collaboration）对咬合板进行了文献综述。他们认为没有足够的证据支持或反驳使用咬合板治疗。然而，根据 2008 年《新英格兰医学杂志》的一份报告，"对 70%~90% 的颞下颌关节紊乱病患者而言，这些器具可以帮助缓解疼痛和改善功能障碍。"

咬合板和矫治器种类繁多，佩戴它们的原因也很多。据 TMJ 专家 Mariano Rocabado 和 Annette Iglarsh 称，咬合板有 2 个主要功能。

- 使用咬合板或下颌矫治器有助于放松失去平衡的肌肉，让下颌在最放松的位置上闭合，并矫正有害习惯。这将有助于缓解由 TMJ 功能障碍引起的症状，并使你的下颌处于生理休息状态。这是你的下颌最放松、功能最好的位置。你最终会感到肌肉放松，疼痛和其他症状会有所改善。一个好的咬合板可能需要你花一点时间来适应，但它不会使你的症状恶化，并能帮助你停止咬牙。咬牙或磨牙可能会破坏牙齿的对位关系。通过把下颌保持在正确的位置，你的牙齿可以移动到一个更理想的位置。根据 Rocabado 和 Iglarsh 的说法，这种放松计划可以在 30~90 天内改善功能。

● 咬合板也用来帮助解决关节内部运转的问题。从技术上讲，这种情况被称为 TMJ 的内部紊乱，其包括关节盘问题，例如关节弹响和关节绞索病史。例如，针对有下颌关节绞索病史但能够自行缓解的人，可以使用咬合板帮助关节保持在稳定的位置，避免关节经常绞索，并且可使关节处于更好的位置利于其恢复。一个好的咬合板还可以帮助减轻颞下颌关节的炎症和疼痛，减少额外骨质流失的风险，并有助于保护牙齿。

通常，仅仅佩戴矫治器并不能解决 TMJ 问题，但使用一个平衡且制作正确的下颌矫治器为改善下颌功能提供了有利的条件。咬合板在与其他治疗方法结合使用时，以及在解决和消除本书中讨论的有害习惯时最为有效。相反，咬合板制作不正确或佩戴不当可能造成有害的结果。

训练你的舌头

训练你的舌头贴于上腭（这在第 6 章中讨论）对放松下颌肌肉和保持牙齿分开而言是很重要的。不要忘记这个简单但必不可少的步骤。

嘴唇闭合

为了保持牙齿分开和肌肉放松，你需要把舌头放松地贴于上腭。然而，你仔细想一想，是什么让你的舌头对抗重力并贴于上腭呢？答案是温和的吸附力，或者像 Rocabado 和 Iglarsh 那样称之为"负压"。但你只有在嘴唇闭合的情况下才能保持这种吸力。一旦你分开嘴唇，这种吸力就会失去，使你的舌头更难保持与上腭贴合。对上唇紧或短的人来说，这可能是一个巨大的障碍，这在口腔发育期间吮吸手指、奶嘴、奶瓶的人中很常见。嘴唇静止时，上唇应至少覆盖上门牙的 75%，下唇应该很容易盖住上门牙的底部，完成密封。矫正嘴唇很复杂。你必须能够通过鼻子呼吸，这样你才能保持嘴唇密封。然而，如本章最后几页所示，你可能需要拉伸并重新训练缩短的上唇以使其适应新的长度和位置。伸展和调理嘴唇比调理舌头需要花更多的时间和精力。一旦你能做到并保持嘴唇密封，你就可以更成功地保持舌头被轻柔地吸附在口腔顶部，这反过来又可以让你分开牙齿、放松下颌。这些步骤都是相互关联的。

TLC 再训练：牙齿分开，嘴唇闭合，让肌肉和精神恢复平静

所有练习和活动都应确保不诱发症状：不应出现疼痛、磨牙、关节弹响、关节绞索或关节卡住。

一般练习和活动

你应每天进行几次 PoTSB TLC 练习，使自己达到保持健康的头部、颈部和下颌姿势的基本要求，这将有助于放松下颌肌肉和分

开牙齿。由于我们还没有介绍所有的概念，所以让我先简要介绍几个部分。

练习 \ 舌头上贴、TLC 以及深呼吸三步骤

（1）舌头上贴。以良好的姿势开始。深度放松时，让你的下颌完全放松，嘴张开。完全放松下来，让你的舌头处于休息位并贴于上腭。注意你的舌头，将它保持在休息状态。（第 6 章对此步骤进行了更详细的描述。）现在加上第 2 个步骤。

（2）TLC。牙齿分开，嘴唇闭合，让肌肉及精神放松和平静下来。现在，保持牙齿稍微分开，轻轻闭上嘴唇。（如果你的上唇很短，嘴唇闭合会让你感到不适，你可以尝试这一章结尾的附加练习来牵伸你的上唇。）记住，你应该把舌头贴在上腭，保持牙齿稍微分开和嘴唇闭合，下颌和颈部肌肉应保持放松。

（3）现在用鼻子呼吸（如果你的嘴唇是闭着的，你必须这样做），扩张膈肌。你的下肋骨和腹部应扩展和收缩（这将在第 7 章中进行更全面的讨论）。这样做可以使下颌更加放松。你如果对这样做感到不习惯，则需要更多的时间和精力来改变这些习惯。

练习 \ 下颌环转运动

Rocabado 描述了这项练习，该练习有助于控制颞下颌关节的运动。下颌环转运动可以温和地放松并有助于重新训练紧绷、引起咬牙和磨牙以及失去平衡的肌肉。这种温和的运动和

伸展有助于让这些肌肉放松下来，还可以打破疼痛循环，让你的症状开始缓解。这项练习虽然很简单，可是它是我发现的对 TMJ 健康最有帮助的练习之一。因此，我们会在很多章节中重复讨论它。如果你的下颌出现绞索或其他严重的关节功能障碍，请不要进行这些练习。你的下颌有没有爆裂声或咔嗒声？如果你有任何问题，请先咨询 TMJ 专家。

（1）开始时，舌头的前 1/3 放在上腭，保持休息位，牙齿稍微分开。

（2）在无痛范围内轻轻张口和闭口，同时保持牙齿分开（见图 5.1）。Rocabado 建议每天重复 6 组，每组 6 次。但是，频率和方法取决于个人需要。如果只有下颌肌肉紧绷，这会是一种很好的锻炼，可以积极地移动、拉伸和放松肌肉，你自己可以根据需要进行锻炼。

（3）你可以使用镜子来帮助训练，并确保你学会垂直张口的动作。许多患有 TMJ 紊乱病的人都有习得性的"下颌偏歪"，当他们张口时，下颌会偏向一侧。当你在镜子前洗手时，你很容易想起来完成这项练习。

当你的舌头贴于上腭时，你的颞下颌关节可以旋转或环转，而刺激关节的平移或滑动比较少。这样可以用健康的运动代替不平衡的运动，这对每个关节的健康都至关重要。

针对上唇短缩的牵伸和练习

什么情况下你需要牵伸上唇？拿起一面镜子看看。如前所述，休息时，上唇应覆盖上门牙的 75%。然而，如果你可以主动降低

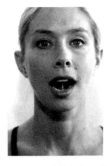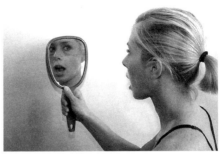

图5.1 使用或不使用镜子进行下颌环转运动

上唇，使上唇能完全覆盖住上牙，那么即使你的上唇很短，其功能也是正常的，因此不需要拉伸。如果你的上唇无法覆盖住上牙，那么你的上唇是短缩而无功能的，应该予以牵伸。下面的练习可以帮助你牵伸短缩而无功能的上唇，这样你就可以轻松地实现并保持嘴唇闭合。在你尝试嘴唇用力之前，牵伸你的上唇并使其达到功能长度是很重要的，否则，嘴唇用力可能会导致下唇紧张，从而挤压下牙。此外你也可能需要在专家的帮助下松解唇系带。

练习 **拇指牵拉牵伸法**

首先，你需要洗手或佩戴外科手套。然后，将拇指放在上唇下方，伸向上唇顶端，一直伸到鼻孔下方（见图5.2b）。用示指和拇指夹住上唇，轻轻向下拉至下唇处（见图5.2c）。你可以通过皱起鼻子来增加一些阻力（见图5.2d），然后保持10秒（图5.2e）。重复6次。在允许的情况下每天做几次，直到你的上唇达到足够的长度可保持嘴唇闭合。

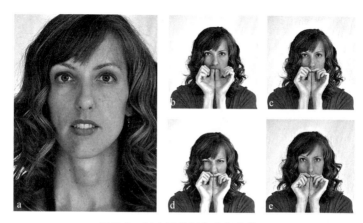

图 5.2 短上唇的拇指牵拉牵伸法

练习 **橡胶管或棉卷牵伸法**

将一根手术用橡胶管（约 6.4 mm 厚、6.4 cm 长）或湿棉卷放在上唇后下方（就像牙医在你做牙科手术时把棉卷放在你的嘴里一样），水平放在鼻子下面。橡胶管或棉卷一次最多放置 4 个小时。请勿吞下这些物品，可以在约会或拍照之前把它们取下来。

练习 **使用胶带**

物理治疗师使用特制的胶带处理很多情况，但直到我为这本书做研究时，我才了解到这个方法。Buteyko 呼吸法的追随者非常喜欢用鼻子呼吸，他们甚至用胶带把患者的嘴封起来。他们使用一种特殊的 3M 微孔口胶带，这种胶带是多孔的，容易去除，在一些药店和医疗用品商店可以买到。他们把一小块胶带从上到下竖直贴在嘴唇上。胶带可以很好地拉伸上唇，并不断提醒你用鼻子呼吸。Buteyko老师提倡在晚上和白天的任何可能的时间使用胶带，直到你能够保持嘴唇闭合，这样可以鼓励采用鼻呼吸和膈式呼吸。这是一个可以与你的医疗保健服务人员讨论的方法。在使用胶带贴住你的嘴唇之前，尤其是在晚上使用时，和你的医生谈谈，因为一些有睡眠障碍的患者可能需要张开或调整他们的嘴来呼吸，呼吸非常重要，即使是通过你的嘴呼吸也好过不能正常通气导致缺氧。

练习	嘴唇闭合加强练习

如果这些练习中的任何一种加重了你的症状，那么停止该练习，继续与你的医生合作，一起改进你的练习方法，以最好地满足你的需要。将短缩的上唇牵伸至适当长度后，可以通过以下练习加强其保持嘴唇闭合的能力。

嘴唇抿紧：你可以简单地将嘴唇抿紧，也可以通过接下来的纽扣穿绳练习增加一些变化。

纽扣穿绳练习：将干净的纽扣穿在绳上，把纽扣放在嘴里，就放在嘴唇后面，嘴唇闭合时，绳子在嘴外。轻轻地拉绳子，这会迫使你的嘴唇保持抿紧，使你无法把纽扣从嘴里拔出来。

总结

你可能会惊讶地发现，只有在吞咽的时候牙齿才会接触。学会把舌头贴于上腭、保持嘴唇闭合可以帮助你放松下颌、分开牙齿。

有时咬牙可能是不由自主的，但通常你可以通过一些方法克服咬牙和磨牙的有害习惯，让你的下颌保持健康的姿势，这些方法如下。

（1）当你的舌头贴于上腭，并且你养成了牙齿分开、嘴唇闭合、肌肉放松和精神平静的 TLC 习惯时，你的牙齿不太可能互相接触。这也是实现正确吞咽、说话和保持正确的舌头位置的关键步骤。

（2）你的嘴唇需要能够保持闭合，以提供负压，使你的舌头能够轻轻地吸附于上腭。当你的舌头贴于上腭时，你的下颌肌肉可以放松。

（3）记住，当你吞咽食物时，你的牙齿接触应该只是瞬间和轻微的。

（4）让你的肌肉放松且保持精神平静。你还须处理紧张的诱发因素，如保证充足的睡眠或与医生讨论任何可能导致你咬牙或磨牙的药物。通过鼻子和膈肌呼吸很重要。

（5）考虑使用合适的咬合板，以帮助减少咬牙或磨牙的情况。

（6）为自己制定一份改变清单。使用表 5.1 作为指南。

表 5.1　改变清单：牙齿分开，嘴唇闭合

有害的习惯	健康的习惯	改变
我白天咬牙、夜间磨牙	TLC：牙齿分开，嘴唇闭合，让肌肉放松、精神平静 我会把舌头贴于上腭，这有助于下颌肌肉放松、牙齿分开	我将把舌头贴于上腭 我将实践 PoTSB TLC 且保持良好的睡姿 我将和医生讨论 SSRI 药物使用情况以及其对磨牙的影响 我会在睡前听有助于放松的 CD 我会减少咖啡因的摄入 我会考虑佩戴咬合板

续表

有害的习惯	健康的习惯	改变
我因轻微短缩的上唇而无法闭合嘴唇	嘴唇闭合，牙齿分开	我会向 TMJ 专科医生咨询 我会用拇指和橡胶管牵伸上唇 牵伸完成后，我会通过纽扣穿绳练习来提高保持嘴唇闭合的能力

6

第四步：训练你的舌头，用心地吞咽

你的舌头是一块容易被忽视但非常重要的肌肉。它可以帮助你品尝、咀嚼和吞咽美味的食物，喝饮料，以及和你周围的人交流。当你的舌头稳定并且功能正常时，它可以帮助你的头部、颈部和下颌肌肉放松下来并休息。既然你的舌头很重要，那么你最近一次为了保持它的形态而上下移动舌头是什么时候呢？这听起来可能很奇怪，但在你读完这一章后，我希望你会有动力去调整自己的舌头并重新训练自己的舌头。

吞咽时，你会同时使用舌头和下颌。如果你的舌头无法维持一定的形状或不协调，你就不能正确吞咽。许多有下颌问题的人吞咽方式不正确，这会给颞下颌关节增加额外的压力。训练舌头和学会正确吞咽包括改变潜意识习惯。你最近一次关注你的舌头和牙齿的位置，或者关注自己如何吞咽或呼吸是什么时候呢？如果这些习惯不健康，你可能会有麻烦。如前所述，有害的口腔习惯有点像开车时一只脚踩油门，另一只脚轻踩刹车。你仍然可以开车，但效率不高，而且刹车片很快就会磨损。这个例子中的刹车片就好比是你的颞下颌关节。如果你有吐舌的习惯，并且吞咽异常，你仍然可以说话和吞咽，但这会对你的颞下颌关节和相关结构造成过度磨损。

下颌骨的休息位

正如脊柱的姿势很重要一样，下颌骨的姿势或位置对头部、颈部和下颌的健康也至关重要。在医学界，这种下颌的健康姿势通常被称为下颌骨的休息位。

下颌骨的休息位要求舌头轻轻地吸附到上腭、嘴唇密闭、牙齿略微分开。你的下颌在晚上和白天大部分时间都应该保持这个姿势，这对口腔及面部的正常发育至关重要。Mariano Rocabado 教授和 Annette Iglarsh 教授在他们所著的《颌面部疼痛的肌肉骨骼治疗》一书中记录了这一情况，该书证明了有害习惯对发育会产生特别深远的影响。这种健康的休息位要求通过鼻子呼吸。张口呼吸会使嘴唇分开，舌头降低。对猴子的研究表明，改变舌头和嘴唇的休息位，迫使张口呼吸会对猴子的咀嚼功能和面部结构发育产生不利影响。我希望能把健康的习惯教给孩子们，这样他们重要的面部结构才能得到正常的发育。

舌头贴上腭

让我们了解一下 PoTSB TLC 中的第一个 T，它代表"舌抵上腭"。你的舌头、嘴唇、牙齿和面部肌肉保持动态的平衡，当其中一个结构活动受限或者不能正常参与整体性的活动时，平衡就会被打破，且影响其他所有相关平衡状态。要找出你有哪些有害的习惯，如果有有害习惯的话，就应做出必要的改变。

评估你的舌头位置

让我们开始做一些测试。有时，最困难的部分是清楚地了解自己的实际问题。你可以尝试以下两个测试。

练习 \ 你的舌头在哪里？

在这项测试中，试着保持你大部分时间通常采用的姿势或舌头的位置。现在，注意你的舌头停留在哪里。

你的舌尖是靠在上门牙还是下门牙后面？记下它的位置。你可能需要一整天都注意自己，以便在你可能不在最佳状态时捕捉到它的位置。

练习 \ 你的舌尖与门牙接触吗？

接下来，尝试一项由许多言语治疗师和口腔肌肉功能治疗师使用的测试。当你说字母 T、D、N、L、S 和 Z 时，记下舌尖的变化。在你尝试测试之前不要多读。好，你的舌尖有没有完全碰到你的门牙？在说英语的情况下，如果你在说这些字母或休息时，舌尖抵到了你的门牙，那么你很可能有吐舌习惯。

如果你有吐舌习惯，不要惊慌！并不是只有你这样，而且你可能只是需要一些协调舌头张力的训练。据估计，正常 8 岁儿童中有 50% 的儿童会有吐舌现象。吐舌动作会出现在休息、说话、吞咽时。有一些用于描述吐舌动作的术语与异常吞咽有关，如反向吞咽、非典型吞咽或异常吞咽。吐舌动作实际上会推动你的牙齿，对你的牙齿咬合和颞下颌关节产生不利影响。有颞下颌关节相关症状的人通常会出现吐舌动作。在巴西，对舌头的评估在新生儿出生时进行。嘴唇同样也需要被检查。应该通过母乳喂养、用鼻子呼吸和保持健康的口腔习惯来促使口腔面部的健康发育。发育过程中的有害习惯（如张口呼吸、吮吸手指或长时间使用奶嘴）会引起口腔功能障碍。

虽然一些人表现出的吐舌动作是轻微的，但有些人的吐舌问题则严重得多。（是的，受职业影响，我总是在别人说话的时候盯着他们的舌头看。）你可以通过镜子看到自己。当你说话时，你的舌头可能会碰到上下门牙，你甚至可以看到它伸到你的上下牙之间。当你说话时，只有在发"S"音（比如说"斯"或"瑟"）的时候，舌尖才会接触到门牙。

把舌头稳定在上腭正确的"定点"上

你的舌头起自其下方的舌骨，应通过轻微的吸力将舌头稳定在硬腭或上腭。在休息状态下，你的舌尖不应该向前顶到门牙。为了协调和训练你的舌头，发"特特"的声音会有助于你的舌头被吸到上腭，以便找到其正确的位置。随着不断的练习，你的舌头应该像雨伞一样沿着上腭"展开"，舌尖触碰门牙的后面，但不要挤压门牙。做此练习时可通过照镜子获得反馈。这样做的目的是协调和训练你的舌头，使其一整天都能保持一定的形状，并轻轻地吸附在你的上腭上休息。这种姿势可以让你的舌头在夜间远离呼吸道，有助于缓解打鼾和阻塞性呼吸暂停。如果你的舌尖沿着牙槽嵴移动，你会感觉到上牙后面上腭的突起或隆起，此突起被称为腭皱襞。上腭位于前部的拱顶的部分被称为硬腭（见图6.1b和图6.2）。当你吞

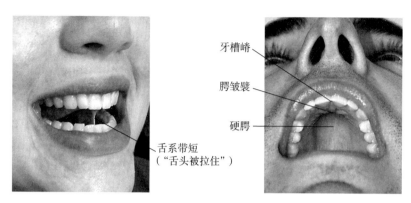

图 6.1　舌、硬腭
a."舌头紧",舌系带短;b.硬腭、上牙槽嵴和腭皱襞

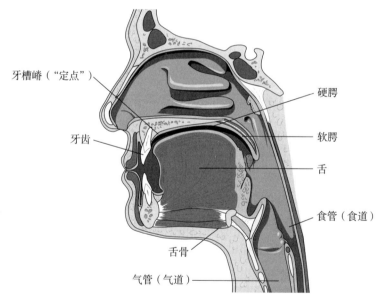

图 6.2　舌、腭、头部的侧面观

咽和说话时,这些突起的部分会让你的舌头有东西可以挤压,让你的舌头在滑润的口腔内产生摩擦力。我们有时把这些突起的部分称

为"定点"。当你念字母 T、D、N、L、S 和 Z 时，你的舌头应该接触到上牙槽嵴的这个定点或附近位置。我经常让那些舌头吸在上腭的患者发"特特"音，以帮助他们找到这个定点。或者你可以在舌头不触碰门牙的情况下，把舌头的前部放在这个定点上。然后，当你的舌头放松地位于新的位置时，它会沿着你的上腭展开，舌头的两侧可能会碰到你两边的牙齿。然而，在休息时，舌尖不应触碰牙齿。你的舌头比你想象的要长，并且固定在下方的舌骨上（见图6.2）。

把你的舌头想象成锚，把你的下颌或下颌骨想象成漂浮在水面上的船，这可能会有帮助。为了能真正地休息一下，船上的船员必须抛下锚，这样才能确保船在他们休息时停留在正确的位置。然而，他们不能随处抛下锚，他们必须找到合适的位置，让锚能固定并稳定住船。你的下颌也是如此。为了让你的下颌休息一下，你必须把舌头"锚定"，但你不能把它锚定在任何地方。你必须找到这个"定点"。

你可能想知道，如果锚是向下沉的，那么你的舌头在休息时是如何向上对抗重力的？这是个好问题。一旦你的舌头有协调性且训练有素，并且你学会如何让它找到所谓的"定点"，它将通过轻微的吸力保持锚定，稳定在正确的位置上。你的嘴唇应该维持闭合以保持这种吸力。你的舌头应该从这个位置开始执行重要任务（比如吞咽），然后再回到这个"定点"休息。

> **练习**　　寻找"定点"
>
> 你可以通过发"特特"音来帮助舌头找到这个健康的定

点。把舌头吸到上腭，然后放松。如果你能发出响亮的"特特"音，这是个好现象。

安放舌头其余的部分

既然你知道了舌尖该放在哪里，那么剩下的部分呢？舌的前部、中部和后部应贴住上腭。言语语言病理学家 Hilary Wilson 描述了你的舌头应该接触到上腭后部多远。她说，舌头应该从你发"特"音时与牙槽嵴触碰的位置（"定点"）一直接触到你发"咔咔咔"音（模拟空手道）时的位置（即靠近上腭后部）。贴住上腭的部分约占舌头的 2/3（见图 6.2）。

如果你发现舌头无法固定在上腭处，那通常是因为张力不够。换句话说，你的舌头无法维持形状。本章末尾的练习有助于加强和训练舌头的张力，使舌头锚定在上腭处。

安放你的嘴唇和牙齿

当你的舌头就位时，你需要把嘴唇合拢。双唇密闭、舌头锚定在上腭会产生负压和吸力，可以帮助舌头抵抗重力并保持在恰当的位置。舌头锚定在上腭且嘴唇密闭之后，颅下颌系统（头部、颈部和下颌）的肌肉进入反射性放松阶段，下颌可以下降或下落到休息位。这可以让你的肌肉放松，使牙齿稍微保持分开，在牙齿之间形成所谓的放松间隙。如果你有紧咬牙关或磨牙的习惯，那这一点很重要，它对颈痛和头痛的患者很有帮助。

如果你很难闭上嘴唇或保持嘴唇密闭，你的上唇可能偏短。这通常是由吮吸拇指、长时间使用奶嘴或奶瓶以及口呼吸引起的。如果你不能闭上嘴唇，这会改变口腔内维持你的舌头轻轻地吸附在上腭上所需要的大气压力。你可能需要通过第 5 章所提到的如何牵伸偏短的上唇的方法来牵伸你的上唇，这样可以让你的嘴唇舒适地密闭在一起。闭上嘴唇更容易维持舌头所需要的轻微的吸力，以使舌头保持在上腭适当的位置。

正确地呼吸

把你的舌头吸附在上腭上可以同时养成其他健康习惯，比如通过鼻子呼吸。如果你有鼻塞或过敏症，必须将舌头从"定点"移开以使气道畅通，这样你才能呼吸，那么你将以错误的方式呼吸。当你消耗能量（比如跑上楼梯或进行锻炼）时，你可以用嘴呼吸一小段时间。不要紧张，只要你不是每周 7 天全天候跑着上下楼梯，你就应该没事。然而，在加拿大徒手治疗师教授的一门专业课程中，徒手治疗师分享了这样的事例：一些奥运会运动员通过学习在运动时进行鼻呼吸和膈式呼吸同时保持舌头位于"定点"而显著提高了他们的比赛成绩。（我们将在第 7 章讨论呼吸技巧。）

常见的舌头问题

如果你发现很难将舌头稳定在上腭处，你可能会有诸多麻烦中的一种，例如舌系带短、舌头太大或上腭太高。

被拉紧的舌头

你可能有舌强直或者"舌头被拉紧"的情况。舌下有一层膜将口腔底部与舌头下表面相连，此膜称为舌系带。如果舌系带太短或太紧，这种情况可能会阻止舌尖到达"定点"，或者阻止你用轻微的吸力将 2/3 的舌头保持在上腭处。

你可以看到你的舌系带，试着通过照镜子来评估它的长度，并发"特特"音来尝试将舌头吸附到上腭，然后张开嘴，保持舌头的位置。你的舌系带会被牵拉，看起来就像舌头下面的一根绳子（见图 6.1a）。前方的前舌系带更容易被发现，但舌头也可能受后方的舌系带限制，这种情况更难被发现和治疗。如果经过几周舌头牵伸后，你几乎或根本看不到你的舌头吸附到上腭的能力有什么进步，那么请咨询在舌系带领域有过专业训练的人士。有时需要剪断舌系带。舌系带专业人士或国际母乳会能提供相关帮助。解决舌头紧的问题很重要，因为它还会影响正常的言语功能和发育，并可能与慢性疼痛有关。每个舌头紧的人都需要进行彻底的个性化评估，以便选择最合适的治疗方案。

大舌头

你的舌头可能太大了，这被称为巨舌症。言语语言病理学家 Hilary Wilson 报道过，这种情况非常罕见。更常见的是，有人感觉自己的舌头太大，这是因为他或她的舌头变形了。舌头大的人舌头两侧通常会有因为牙齿和舌头相互挤压而导致的齿痕。然而，这也可能发生在磨牙或患有睡眠呼吸暂停等睡眠障碍的人身上。Wilson 还提到，大多数抱怨自己的舌头太大的人，他们的整个舌头力量不足。虽然我以为这只会发生在海盗题材的电影中，但在实际生活中，一些医生确实修剪或割掉了人们觉得太大的舌头。Wilson 认为通过练习和训练，这个做法通常是可以避免的。在做一些诸如用刀割舌头这类不可逆转的事情之前，应该先探索所有可行的保守措施。

上腭过高

你的上腭可能太高了。喜欢吸吮拇指的人的上腭处往往会形成一个高腭弓。如果你的上腭拱太高，你的舌头在上腭的停留时间就会缩短。你必须从靠近舌头前半部分的较小区域获得吸力。

舌头协调和力量练习

练习应该是无痛的，并且你不应该一次性做完所有练习。我通常建议每次增加 1~2 个新练习。当你的舌头变得足够协调、有力，可以吸附在"定点"休息，并且当你能正确地说话和吞咽时，终止练习。

练习　"特特"音

把舌头吸附在上腭，然后放松舌头，发出"特特"音。我们之前提到过，这项活动可以帮助舌头找到自己的位置，并在上腭形成吸力，但它也可以作为一项练习来完成。

我最小的孩子在小学的时候仍然有明显的吐舌习惯，我们练习纠正他的舌头位置的方法之一是假装我们是小鸡，我们模拟小鸡拍打翅膀、摇摇晃晃地在房子里走动并发出"特特"的声音，这使练习更有趣。你也可以试试这个方法。你可以让你的许多练习充满乐趣。

练习　舌头向上碾压

沿上腭或口腔顶部向上碾压舌头。在那里碾压 3 分钟，然后放松。每天重复此练习 3 次。为了让练习更有意思，你可以在上腭正确位置涂上奶油花生酱、巧克力酱，或者贴一块水果片。然后用舌头沿上腭向上碾压或按住食物，直至其溶解或软化。早上、下午和晚上各做 3 分钟。我通常会让你闭着嘴唇做舌头向上碾压的练习。但是如果你想牵伸舌头，你也可以分开嘴唇、张开嘴来做这个练习，这能锻炼你的舌头后部并牵伸舌系带。完成此练习后，尽量保持舌头吸附在上腭。

记住，即使你没有在练习，也要把舌头轻轻地吸附在上腭。

练习　　伸出舌头

我知道你妈妈告诉过你向别人伸舌头不好，但伸舌头可以很好地锻炼你的舌头，有些人觉得它有助于缓解下颌和面部的肌肉紧张。如果你不想影响其他人，那你可以在独自一人时做这个练习，或者更好的办法是让你的朋友和你一起练习。当你做这个练习时，重要的是把舌头伸直 3~5 秒，然后把舌头收回来。重复 3~5 次。伸出舌头，就好像它被吸盘吸住了一样，它应该像木板一样平。记住，即使是这样一个简单的练习也可能会激惹患有严重下颌疾病的人的下颌。这就是为什么我们建议所有练习都应该由专业人士指导。

练习　　声音和言语练习

你的舌头对说话而言很重要，但当你说话时，它可能没有以正常的方式工作。以下是一些检查舌头的不同部位并对正确的发声方式进行强化的方法。记住，当你说话时，舌尖不应该碰到你的门牙，除非你发"S"音，比如说"斯"或"瑟"。

● 齿龈音。为了加强舌尖碰到牙槽嵴的力量，练习说出我们在自测中使用的齿龈音："T""D""N""L""S"和"Z"。试着更用力地说出这句话："乐乐替弟弟拿了4个大桃子。"你可能会注意到，发除了"S"和"Z"之外的所有音时，你的舌头都是非常靠近却没有接触到牙槽嵴的，这是为了让空气通过中间的空隙以发出正确的声音。

● "ch"音和"J"音。为了加强舌头的中部的力量，说出"ch"和"J"的发音，如"吃""拆""叉""初"和"加""胶""杰""机"。

● "K"音和"G"音。发"K"音和"G"音可以很好地练习舌头的后部。练习像"哥挎瓜筐过宽沟，赶快过沟看怪狗，光看怪狗瓜筐扣，瓜滚筐空哥怪狗"这样的句子。

| 练习 | "巴特咔" |

　　最后，快速而简洁地重复"巴特咔"的发音是个很好的常用的演讲练习，发音清晰比速度更重要。这有助于你前后移动舌头，这对维持诸如吞咽等正常的舌头动作和口腔功能很重要。

　　言语语言病理学家有时会使用这个练习来评估语速。说"巴特咔"时，舌头会从前向后运动，从唇（嘴唇）开始发"巴"音，到牙槽骨（靠近牙槽嵴）发"特"音，再到上腭（靠近上腭后部）发"咔"音。"咔"是由舌头后部和上腭后部接触所发的音。

正确吞咽

接下来，让我们聊聊 PoTSB TLC 中的"S"，它代表"正确吞咽"。你知道你每天吞咽多少次吗？这可能很难想象，但你醒着的时候大约每分钟会吞咽 1 次，吃饭的时候大约每分钟吞咽 8 次，睡觉的时候则比较少。只是为了好玩，让我们算算看如果你睡 8 个小时，睡觉时吞咽的次数是你醒着时的一半，那会怎么样。如果你醒着的时间是 16 个小时，那么你每天会有 960 次清醒状态下的吞咽，但这还不是全部。当你吃东西时，每分钟大约吞咽 8 次。如果你每日吃 3 餐，每餐花 30 分钟，并且每天花 10 分钟吃点心，那么吃东西的时间总计 100 分钟，你会在一天中增加 800 次吞咽。然而，你在 8 小时的睡眠中依旧会吞咽，我们估计睡觉时的吞咽次数大约是你醒着时的一半，约 240 次，那么你每天大约吞咽 2000 次。

如果你有错误的吞咽习惯，这意味着你会出现以下动作。

- 舌头每天顶住牙齿大约 2000 次，这会产生比你想象中更大的压力。Wilson 估计，舌头会对牙齿施加大约 1.8 kg 的压力，并表示这可能会导致异常咬合，甚至可能导致正畸问题。有智慧的正畸医生会让他们的患者向言语语言病理学家请教改善吐舌动作和吞咽习惯的训练，或者找一本像这样的书来帮助他们养成健康的习惯以取代有害的习惯。因为即使他们用牙套固定住牙齿，如果你没有纠正你的不良口腔习惯（比如吐舌动作），那么同样的问题可能会在你脱下牙套后再次出现，除非你养成健康的习惯取代了有害的习惯。也许这就是为什么现在许多正畸医生会要求你终身佩戴保持器。

- 舌头顶住牙齿还会同时牵拉颞下颌关节和韧带 2000 多次，这种情况会迫使嘴唇和面部肌肉收缩以防止舌头从嘴里伸出来。

- 咬紧牙关会使你的下颌用力。只有当你吞咽的时候，牙齿才应该真正地相互接触。每次吞咽时（尤其是吞咽固体时），你的后磨牙应该相互接触。

- 每次吞咽时绷紧颈部肌肉意味着每天要绷紧颈部肌肉 2000 次，这些肌肉可能早已超负荷且绷紧了。这个绷紧的过程会给你的颈部结构造成压力。我有一些患者因为在每次错误吞咽时都会诱发颈部疼痛而感到惊讶。

舌骨是气管上方的一块小的马蹄形骨，其上附着着舌头和几块重要的颈部肌肉（见图 6.2）。保持舌头吸附在上腭有助于在吞咽时保持这些结构的稳定。以下练习说明了良好的姿势对健康吞咽的重要性。你也可以以此来评估你平时的吞咽方式。

> **练习** 姿势不良时吞咽
>
> 嘴里含少量水，抬头看着天花板，试着吞咽。这种姿势下吞咽是容易还是困难？你的舌头和牙齿的位置会发生什么变化？

在做这项练习时，你可能发现了，不仅你头抬得很高时很难吞咽，而且你可能必须要咬紧牙关才能吞下水。这是夸张的练习姿势，但任何不好的姿势都会对你的吞咽造成严重的不良影响。表 6.1比较了正常吞咽和吐舌吞咽的情况。

表 6.1　正常吞咽和吐舌吞咽

正常吞咽	吐舌吞咽
舌尖从牙槽嵴开始，沿着上腭将食物分段按压到喉咙后部。舌尖不接触门牙	舌尖通常向前顶住门牙或下牙，或在吞咽过程中的某个时刻顶到上下牙之间
后磨牙一般在吞咽固体时相互接触，有时会在吞咽液体时相互接触	磨牙可能接触不均匀或根本没有接触
很少有肌肉收缩，即使有，也是颅骨下方的颈部肌肉收缩	肌肉收缩并且颅骨下方的肌肉有活动
无头部活动	抬头或头部向前伸
没有额外的嘴唇活动	嘴唇活动很常见

正如不良的姿势和颈椎问题会导致不良的吞咽习惯，你的舌头位置也会影响颈椎和颈部的功能。这就是为什么对患有颈痛和头痛的人来说，训练舌头张力和力量以及学习正确吞咽往往是非常重要的。头部、颈部和下颌结构是相互关联的。你不可能只处理其中一个部分而不影响到其他相关部分。

你如何吞咽？

在本章开始时，你尝试评估了自己的舌头一般是如何放置的。现在试着看看你到底是怎么吞咽的。我说"试试"是因为无论何时，只要你开始思考你下意识做的事情，你就会变得尴尬甚至你会感觉是被迫去完成的。有时很难在第一次就搞明白状况，因此你需要在接下来的几天里偶尔检查一下在不经思考时你是如何吞咽的。

现在，你可以喝点东西（最好是水），这样你就可以在阅读本章其余部分的同时完成吞咽动作。如果你现在没有喝的东西，那你可以吞咽唾液。找一面镜子用来观察自己，再准备一支笔和一张纸，这样可以帮助你边做边写下结果。

如果你有喝的东西，那你完成这个评估会更快。如果你需要吞咽唾液，那你每次必须等到唾液攒够了才能完成吞咽。你需要在每部分评估中吞咽3~4次，以此来注意吞咽过程的不同方面。在每次评估之后写下答案，这有助于你记忆。

（1）吞咽并注意你的舌头做了什么。

    – 当你吞咽时，舌尖有没有接触到门牙？

    – 当你吞咽时，舌头中部做了什么？

（2）吞咽并注意你的牙齿做了什么。

    – 在吞咽过程中，你的牙齿有没有互相接触？

    – 如果你的牙齿互相接触了，那么发生接触的是你的门牙还是后牙，抑或两者皆有？

    – 它们只是偶尔轻轻接触，还是紧紧咬住？

（3）将你的手放在颈后并吞咽，注意你颅骨以下的肌肉发生了什么。

    – 你能感觉到这些肌肉有任何收缩吗？

（4）吞咽并注意你的嘴唇和（或）嘴巴做了什么。

    – 你的嘴唇动了吗？

（5）吞咽并注意你的姿势。

    – 吞咽时你的头会动吗？

如何完成正确吞咽

你应该练习正确吞咽，尤其是若你在评估目前吞咽习惯时发现了以下情况。

● 在吞咽过程中，你的舌尖会碰到上下牙。

- 在吞咽时，尤其是在吞咽固体食物时，你的舌头不能沿着上腭推送食物，或者后磨牙没有互相接触。
- 吞咽时，你的头部和嘴唇活动明显，或者颅骨下方的颈部肌肉会收缩。

我建议根据 TMJ 专家 Steven Kraus 所描述的一系列步骤来练习正确吞咽。他对吞咽液体的步骤进行了分解，但你可以在吞咽固体食物时应用相同的原则。读完这些步骤后，练习几次吞咽。记住，吞咽时保持良好的姿势很重要，所以在尝试这些步骤时要坐直。

（1）正如我们在本章前面所讨论的那样，你的舌头应该已经吸附在上腭并在"定点"上休息了。你需要经常让舌头停留在正确的位置才能正确地吞咽。

（2）当你把杯子放到嘴边时，不可以用你的舌头去碰杯子。

（3）当水进入你的口腔时，让你的舌头下降以含住液体。

（4）当你闭上嘴唇，舌尖回到休息位或"定点"时，开始吞咽，这有助于稳定下颌。"定点"就是你的舌头从牙槽嵴开始进行波浪式推送的地方，这些突起或隆起会使你的舌头产生一些对抗性收缩来推送食物并开始吞咽。

（5）接着，你的舌头会沿着上腭从前到后向口腔后部及吞咽管道（食道）分段挤压并波浪式推送液体或固体食物，就像蠕动波一样。

（6）你的后磨牙应该均匀地相互接触，尤其是吞咽固体食物时。这可以在舌头将固体食物向上沿着硬腭推送至喉咙后部时稳定下颌。如果后磨牙接触不均匀，试着同时进行双侧咀嚼。牙齿和肌肉通常会彼此适应，从而使咬合均匀。

（7）然后你的舌头恢复到锚定在上腭的休息位姿势，使你的头部、颈部和下颌放松。

（8）头部肌肉、颈部肌肉和嘴唇在吞咽时不应出现明显活动或收缩。

吞咽固体食物的方式与吞咽液体的方式大致相同。然而，在这种情况下，舌头必须将食物集拢并沿着上腭将其挤压到通向胃的吞咽管道。这样的过程与将牙膏从牙膏管中挤出的过程大致相同。咀嚼通常应同时发生在后牙的两侧。

记住，TMJ 紊乱病患者的舌头经常有薄弱的区域。吐舌吞咽者倾向于使用嚼碎再吞咽的方法，而非分段后由前向后推送的波浪式吞咽方法。这就是为什么本章中的舌头练习如此重要。你必须协调和重新训练你的整个舌头，这样它才能正确地完成工作。

吞咽习惯的发展

健康而成熟的吞咽能力发育缓慢。婴儿有婴儿吞咽的方式，他们的舌头是贴在口底的。在这一阶段，吮吸母乳、用鼻呼吸和保持嘴唇闭合可以防止早期有害的吞咽习惯发展。

当 12~15 个月大的孩子开始直立行走时，成熟的吞咽功能就开始发育了。如果你的孩子舌头位置移动、嘴唇无法密闭或张口呼吸，那孩子的吞咽功能可能无法正常发育。吞咽不正确的儿童中多达 80% 的儿童存在咬合问题，这最终可能导致 TMJ 相关问题。

下面讨论一些可能引发问题的儿童常见行为，以及关于如何避免这些问题的建议。儿童的父母和医护人员应该帮助他们在人生早期培养健康的习惯。

可能引发问题的儿童常见行为和健康的替代方案

吮吸母乳是自然而然的，最能促进舌头和吞咽功能的正常发育，然而它并不总是唯一的选择，通常母乳喂养也可以用奶瓶喂养代替。奶嘴不是天然形状，会导致异常吞咽以及嘴唇和舌头姿势不良。以下是一些建议，其中包括了擅长解决吞咽障碍和吐舌吞咽问题的言语语言病理学家 Hilary Wilson 的建议。

- 如果必须使用奶瓶和奶嘴，就找一个模拟母乳喂养的奶瓶和奶嘴，婴儿的嘴唇应在乳房周围形成一个广泛的密封圈，并且奶嘴应被婴儿的舌头压扁并固定在硬腭上。传统的奶瓶喂养会使嘴唇过度活跃，无法促使舌头完全推动并压扁奶嘴使其抵住硬腭。随着孩子们年龄的增长，使用啜饮杯甚至运动型瓶盖也会诱发问题，所以请试着用杯子。

- 不鼓励吮吸手指和其他有害的口腔习惯，因为它们会对口腔结构的正常生长和发育产生不利影响，通常会导致舌头和吞咽习惯出现问题。吮吸手指是一种提示舌头可能没有停留在上腭或硬腭上的信号，表明孩子正在使用手指作为替代物。但是吮吸手指会阻碍口面部的正常发育，这会使儿童容易出现口面部、呼吸道和颞下颌关节相关的问题。如果你的孩子吮吸手指，请让受过口面部疾病培训的专业人士对其进行评估。Wilson 建议你最晚在孩子 2 岁或恒牙出现时停止使用奶瓶、奶嘴和吸管杯。

- 孩子需要通过用鼻子呼吸来保证包括健康的吞咽功能发育在内的正常的口面部发育。努力解决任何阻碍孩子通过鼻子呼吸的气道问题，包括过敏所致的气道障碍、扁桃体肿大、鼻塞、鼻中隔偏斜等，这些都可能使孩子成为用口呼吸者。

● 用这本书中讨论的健康习惯教育你自己、你的孩子和其他你所关心的人，并解决你在这一过程中遇到的任何问题，以确保你能够成功。

Carl：恶性循环的例子

Carl 每天喝 6 罐可乐。Carl 弯腰驼背，经常懒懒散散或跷二郎腿。Carl 每次吞咽时，舌头都会抵住牙齿，嘴唇和颈部肌肉都会收缩。Carl 不知道是可乐中的咖啡因使他的肌肉变得更加易激惹且酸痛，有时可乐中的咖啡因还会诱发头痛。他把含咖啡因的饮料倒进装满冰块的杯子里。Carl 从杯子里喝水，每次喝一小口后，他都会向后弯腰，这会使他的颈部过度伸展，随着时间的推移，这个动作会刺激他的颈椎和颈部肌肉。当 Carl 喝完之后，他会咀嚼剩下的冰块，这会给他的颞下颌关节增加更多压力，而且冰冷的冰块会刺激他已然酸痛的口腔肌肉。

Wanda：良性循环的例子

Wanda 随身带杯水，以保持每天的水分摄入。Wanda 的姿势很好，她的舌头贴着上腭休息，而且从不推挤她的门牙。当 Wanda 喝水时，她会放低舌头并聚拢水，然后将舌尖锚定在上门牙后方的牙槽嵴上，她将水上抬并挤压硬腭，同时使用舌头的中部和后部将水沿硬腭从前向后推向她的喉咙。她吞咽时嘴唇保持放松。她从不嚼冰块。Wanda 身体健康，身体水分充足，能够以正确的方式吞咽。

吞咽意识和再训练练习

你现在已经更好地了解吞咽是一项非常复杂的活动，你的吞咽意识增强了，你可以提高吞咽的质量。然而你一直在吞咽，即使是在晚上也会下意识地进行吞咽。这使得不正确的吞咽习惯很难被改变。记住，不正确的吞咽每天超过 1000 次会给你的下颌和相关结构增加压力。如果你多年来吞咽不当，可能需要数周或数月的时间才能将有害的吞咽习惯转变为健康的吞咽习惯，但这是值得的。

这里列出的练习和概念可以帮助你记住并强化正确的吞咽习惯。每天练习，直到你养成自然地正确吞咽的习惯。每周自查一次，接着延长到每月自查一次，然后根据需要再做自查，以确保保持健康的吞咽习惯。在做练习时，请记住以下几点。

- 当你喝水时，你的舌头不应该抵在杯子上；当你吞咽时，你的舌头也不应该顶着你的门牙。
- 你的牙齿只有在吞咽时是相互接触的。你的后磨牙在吞咽固体和部分液体时应该均匀地相互接触。
- 吞咽时，你的头不需要移动，颅底处的颈部肌肉也不需要收缩。
- 当你吞咽时，你的嘴唇不应该有过度的运动。如果你噘着嘴，那会促使你的舌头向前推挤你的嘴唇，而非顶着你上腭的牙槽嵴。
- 如果你由于上唇短而难以将嘴唇密闭，那你应该解决这个问题，因为这会使你更难做到正确吞咽。

| 练习 | 一杯日常饮料和一个标记 |

在接下来的几周，你应该随身携带一杯饮料，这样你一整天都可以练习正确地吞咽。这将帮助你保持体内水分充足，并给你提供改掉有害习惯的机会。你也可以在厨房的桌子上或任何你会吃东西的地方做个标记，用来提醒你练习正确吞咽。

这种有意识的吞咽训练可以引导你养成正确的吞咽习惯，甚至让你在睡觉的时候都可以下意识地完成正确吞咽。

| 练习 | "我整晚都要正确吞咽" |

拿一个纸杯，用记号笔在上面写上："正确吞咽！"睡前刷牙和漱口后，以正确的吞咽方式喝几口水，然后大声说三遍："我整晚都要正确吞咽。"这有助于强化正确的吞咽行为。你整个晚上都会下意识地吞咽唾液。你的目标是让你的大脑程序化地提高对这种潜意识活动的意识。记住，保持正确的睡眠姿势是至关重要的，避免头部前伸，因为这可能会导致你紧咬牙、吐舌和错误地吞咽。你也可以在早上刷牙时重复这个练习，以此正确地开始一天的吞咽。

| 练习 | 吃饭时看着镜子吞咽食物 |

晚餐吃饼干或其他任何东西。咀嚼应在口腔的后磨牙区域进行。口中形成的软的食物块，也就是"食团"，应该聚集在

你的舌头中部。然后你将食物向上腭挤压并沿着上腭向喉咙后部波浪式推送。吞咽后，除了一些碎屑，舌头应该基本上是干净的。记住，吞咽时不要有面部动作，所以你可能需要一面镜子来检查自己。

有趣的是，W. R. Proffit、B. B. Chastain 和 L. A. Norton 表明，就像人有左利手和右利手一样，人们也可以有左侧咀嚼和右侧咀嚼。但总是在同一侧咀嚼或吞咽可能会造成不平衡，因此你最好尽可能均匀地在两侧进行咀嚼和吞咽。

还有问题吗？

如果你认真地练习了本章中提到的所有协调和再训练的方法，并且仍然无法将舌头吸附到上腭并正确吞咽，那么你可能需要更多帮助。正确的舌头姿势和吞咽习惯是很难重新学习的，你可能需要接受过吐舌吞咽和吞咽障碍专门训练的专业人士来帮助你。关键是要找到适合你的专业人士，他们接受过专门的培训，能够帮助人们重新训练舌头和正确吞咽。这些专业人士通常包括言语语言病理学家、口腔肌功能治疗师、牙医和牙科保健师、物理治疗师和母乳喂养专家。

认真努力地坚持训练，因为要永久改变一个行为，可能需要长达 6 个月的时间。但不要气馁，我也经常看到能在一两周内就有改善的患者。只要能够做到并保持舌头吸附在上腭、嘴唇密闭并且正确吞咽，大多数患者的症状（包括头痛、颈痛、下颌疼痛、下颌咔嗒声和关节绞索）都会有所改善。

总结

现在，你已经知道了舌头应该放在哪里，以及如何协调和训练舌头，使其成为一台精干、熟练的吞咽机器。让我们回顾一下本章的主要目标。

（1）希望你开始了解 PoTSB TLC 每个步骤之间的相互关系。

（2）你的舌头要能休息并固定在上腭，从而能够放松肌肉，并用鼻子和膈肌进行健康的呼吸。

（3）当你说话时，舌尖应该只有在说"S"音（比如"斯""瑟"这些字）时才接触到你的门牙。否则，舌头应轻轻地吸附在上腭。

（4）许多有害的习惯，尤其是在儿童时期形成的有害习惯，会对吞咽方式、舌头位置和面部发育产生不良影响。

（5）你每天吞咽超过 2000 次。正确吞咽很重要，舌头要将固体食物或液体从上腭的前部推到后部。

（6）为自己制定一份改变清单。以表 6.2 作为参考。

表 6.2 改变清单：训练舌头和正确吞咽

有害的习惯	健康的习惯	改变
我的舌头休息时顶着牙齿	我的舌头休息时停留在"定点"上，轻轻地吸附在我的上腭上	我会利用花生酱、巧克力酱或水果片做舌头向上碾压练习 我会在开车时发出"特特"声来协调和训练我的舌头 我将设置每日每小时的闹钟，以完成 PoTSB TLC，并确保舌头处于正确位置

有害的习惯	健康的习惯	改变
在讲话时，当我发"L"音和"S"音时，我的舌头会抵住我的门牙	只有当我发"S"音的时候，舌尖才接触门牙	我将进行第 6 章的说话练习 如果我后续需要帮助，我将约诊言语语言病理学家
我吞咽东西时舌头会前顶牙齿	吞咽时，我的舌头会抵住牙槽嵴，同时向后波浪式推送食物	我会每日使用一杯水和吸管练习吞咽 我会练习有节奏地、简洁地说"巴特咔" 我会在吃饭时把标识和镜子放在桌子上来练习吞咽 我会在纸杯上贴上"正确吞咽"的标签，并将其放在水槽旁，在早晚刷牙时练习正确吞咽

7

第五步：呼吸更顺畅

你从出生起就在呼吸，但这并不意味着你不能学会更好的呼吸方式。在本章中，我们来看一下 PoTSB TLC 中的 B，它代表"顺畅地呼吸"。正确的呼吸方式对治疗 TMJ 紊乱病以及整体的健康至关重要。

当我们呼吸时，我们吸入氧气，呼出二氧化碳。氧气往往是最重要的，因为它是能量的主要来源。你一定知道，如果缺氧，你就会死亡。在缺氧 3~4 分钟后，你的脑细胞就会开始死亡。错误的呼吸方式导致的长期缺氧并不会有那么显著的影响——也就是说，不会在 3~4 分钟内让你憋死。然而，如果你呼吸浅、快，方式错误，那么这些重要的气体会以各种方式失衡，会使你受到影响，包括导致慢性颞下颌关节相关疾病加重。

燃料耗尽

保持氧气和二氧化碳含量的平衡对身体正常工作至关重要。人体缺氧与各类主要疾病均有关，包括抑郁症、焦虑症、偏头痛、心脏病、呼吸系统疾病和消化系统疾病。Robert Fried 的研究将糖尿病与短促、不规则的呼吸（也被称为通气过度综合征）联系在一起。

氧气和二氧化碳的不平衡会使很多疾病恶化。研究表明，大脑部分缺氧可能与偏头痛密切相关。研究还表明，吸入纯氧 5~15 分钟可以缓解丛集性头痛。另一方面，呼吸过快实际上会导致二氧化碳排出过多。

慢性的呼吸过度会导致血液中的二氧化碳水平下降 50%。虽然我们经常被告知二氧化碳是"废气"，但它在机体的许多功能中发挥着关键作用。这种重要的气体含量太低会破坏血液中的 pH 平衡。这种化学变化会导致感觉神经和运动神经变得更加敏感——这都是由二氧化碳含量较低所导致的。这意味着二氧化碳含量较低会使感觉神经对刺激更加敏感，通俗点说，会使你比正常情况下感到更疼痛。也许，如果你的运动神经变得更加紧张，你更有可能会出现咬牙切齿或肌肉紧张的情况。一项新的研究将过度敏感的神经与包括 TMJ 紊乱病在内的多种慢性疼痛症状联系起来。研究它们之间的联系后发现，也许学会更缓慢和有规律的呼吸可以使二氧化碳水平变得正常，换言之，在不使用药物和手术的情况下仅用平常、健康的呼吸，就能使神经平静，让它们不那么容易对刺激过度敏感……

你的呼吸受到许多因素的影响，包括温度、疼痛、恐惧、兴奋和快乐。你的健康水平也会对呼吸产生正面或负面的影响。健康的高水平运动员和那些经常锻炼的人强化了他们的呼吸肌，提高了身体收集和利用氧气的能力，并排出适量的二氧化碳。

胸式呼吸是上下颠倒的呼吸

　　正常的呼吸应该是缓慢的、毫不费力的、有节奏的，并且正确的呼吸方式应该是鼻呼吸和膈式呼吸。膈肌是一块从肺部下方连接到肋骨上的肌肉。它允许你的肺完全向下和向外扩张。如果你想象一个三角形，你的头在尖的顶部，膈肌则是在宽的底部，当你吸气时，三角形的底部应该扩张（见图 7.1）。然而，我看到大多数患者都是采用胸式呼吸，他们呼吸太快，只是部分扩张了横隔膜，就好像他们的呼吸三角被上下颠倒了。当膈肌绷紧时，肺部不得不向上而非向下扩张至整个胸腔（见图 7.1）。这需要颈部肌肉提起胸腔，为肺部在顶部扩张腾出空间，这种呼吸方式也被称为顶式呼吸、反向呼吸或上胸式呼吸。安静地坐着时，每分钟应该呼吸12~15 次。胸式呼吸是绷紧的、更浅的，没有放松的腹式膈肌呼吸有效，所以你会呼吸得更快，来补偿膈肌的扩张不完全。这就好像是你要用 1/3 杯的水来填满你的肺，而非用一大杯水，这就要多花 3 倍的力气。这可能会导致一些人呼吸过度。因为颈部肌肉必须经常收缩和提起你的胸腔来帮助你呼吸，这可能会导致连接你头部、颈部和下颌的肌肉受到刺激和出现功能障碍，而这些肌肉并不是你主要的呼吸肌。相反，你的膈肌应该是主要的呼吸肌。Fried 博士认为"膈肌的部分收缩是肌肉紧张模式应力反应的一部分"。所以基本来说，压力会导致你的膈肌部分收紧，所以膈肌不能完全扩张，这会导致你的颈部肌肉抬高你的胸部来进行补偿，让你的肺得以有空间扩张并且充满空气。

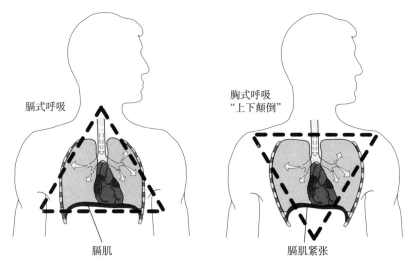

膈式呼吸

胸式呼吸
"上下颠倒"

膈肌

膈肌紧张

图 7.1　膈式呼吸与胸式呼吸

影响呼吸的因素

那么，我们为什么不能正确地呼吸呢？以下是一些最常见的影响健康的呼吸的因素。

压力

我们刚刚讨论了压力会使你的膈肌紧绷，导致它不能完全扩张。压力是怎样产生影响的呢？这里还有很多知识需要学习，但我们知道压力会触发交感神经系统的"战斗或逃跑"反应。这种反应被称为"战斗或逃跑"，因为这与动物在应激下做出的反应有关：它们通常会反击或逃跑（参见第 11 章）。这种应激反应的特征是呼吸浅快。你有没有注意到，当你紧张的时候，你的呼吸又浅又快？

那些经常感到焦虑、压力大的工作狂，或者那些希望一切都完美的人往往会过度呼吸。长期以来，通过鼻子缓慢呼吸和使用膈肌的呼吸技术一直被教授，以促进健康和使人放松下来，这是将"战斗或逃跑"反应转换为更平静的"休息和放松"模式的最佳方式之一。

过度换气：呼吸过快

当你过度呼吸超出身体的实际需要时，就会出现过度换气。呼吸频率通常是每分钟 15~20 次，在压力特别大的情况下，可能高达每分钟 30 次。实际上，呼吸不规律和过度呼吸是对压力的正常反应。当你的梦中情人走进房间，或者你开车撞到前面的车时，就会发生这种情况。问题在于如果我们长期过度呼吸或不规律地呼吸，那么也许在压力过后，我们会忘记恢复正常的呼吸，或者我们不断地感到压力或焦虑，因此倾向于过度呼吸。

换气不足：呼吸太慢

换气不足并不常见，它发生在你呼吸不足的时候。根据美国国立卫生研究院的说法，肥胖是导致换气不足的最常见原因。过多的重量会对人的胸部造成压力，导致呼吸困难，通常会导致体内二氧化碳过多、氧气太少。在临床上，我注意到体形较大的患者平躺着会感到不舒服，他们可能需要侧卧。许多人还患有睡眠呼吸暂停综合征。

张口呼吸

用嘴呼吸的人必须保持嘴唇分开，舌头不能停留在上腭，因为舌头会阻止空气进出嘴巴。所有这些都使得通过膈肌呼吸变得困难，这种情况下颈部肌肉会起代偿作用。每当我感冒了被迫用嘴呼吸时，我就很痛苦。我会口干舌燥，嘴唇干裂，感到头痛和颈痛（部分是因为我颈部的辅助呼吸肌让我的胸部超负荷运转）。我也睡不好觉，而且经常头痛。不幸的是，对一些人来说，即使他们没有感冒，用嘴呼吸也成为他们的生活方式。然而，其实可以不必这样。如果你的鼻腔堵塞了，找你的医生帮你疏通。扁桃体肥大、鼻中隔偏曲和哮喘是其他一些可能对呼吸产生不利影响的因素。

Maria：一个张口呼吸者

　　最近我班上有个叫 Maria 的少女。她的颞下颌关节的髁突已经磨损了 50%。她的主要问题之一是她向来无法通过鼻子呼吸。鼻塞迫使她从小就用嘴呼吸。这造成了一连串有害的习惯。为了用嘴呼吸，她把头向前伸并且不得不把舌头从"定点"上移开，让空气从口腔通过。她的舌头顶着牙齿，吞咽和说话都不正确，舌头对上腭没有产生压力，这意味着她的下颌和脸部发育不同步。她的上嘴唇紧绷着，因为她必须张着嘴才能呼吸。所有这些伤害都是她用嘴呼吸造成的。虽然张口呼吸并不是导致她颞下颌关节磨损的唯一因素，但它肯定是一个重要的因素。如果牙医和其他医生教会她关于正确呼吸的原则，或者帮助她的父母尽早意识到张口呼吸的后果，并在她发育之前采取适当的措施打开她的气道并教她学习健康的习惯，那将会有所帮助。

错误的姿势

头部向前下方耷拉着并驼着背，这种姿势会挤压胸部和腹腔，使正确呼吸变得困难。所以健康的姿势会帮助你更好地呼吸。当你抬起你的头和肩膀时，你就打开了你的胸腔，让你的肺和膈肌有更多的空间来工作。良好的姿势还可以让你通过鼻子呼吸、闭上嘴唇、把舌头抵在上腭处，这些动作对健康的呼吸是必不可少的。

虚荣心

谢天谢地，紧身胸衣已经不再流行了，但是如果你太过努力地收腹并保持腹部平坦，膈肌就很难发挥作用了。紧绷的衣服会挤压你的腹部，使你呼吸困难。因此，是时候摆脱腰带和紧身牛仔裤，开始改变呼吸方式了。

职业危害

某些职业危害会导致张口呼吸。例如，戴外科口罩会使你更容易张口呼吸。注意你的行为，如果某些工作迫使你长时间张口呼吸，看看是否有一种改进的方法允许你进行鼻呼吸和膈式呼吸。压力可能是所有职业危害中影响最大的。

评估你是如何呼吸的

在我们进一步讨论之前，让我们评估一下你实际上是如何呼吸的。你作弊对你没有好处，所以要诚实回答。

- 你用嘴呼吸吗？
- 你的嘴唇通常是张开的吗？
- 你的嘴唇干裂吗？

如果你对以上任何一个问题的回答是肯定的，你可能呼吸方式不正确。这里有一个更具体的测试，你可以用其来评估你的呼吸质量。

练习　　呼吸自测

以你通常的方式进行呼吸。当你准备好的时候，一只手放在你的上胸部（位于你的心脏上），另一只手放在你的腹部（位于你的肚脐上）。当你呼吸的时候，注意哪只手动得更多。如果你放在腹部的手移动得更多，你的呼吸很可能是膈式呼吸，并且是健康的。如果你放在胸部的手向上移动、放在腹部的手向下移动，或者如果你的呼吸很浅，你可以通过一些改变来改善这种情况，我们将在本章后面讨论。

练习　　你的呼吸有多快？

数一数你每分钟呼吸的次数，可以看一下电子表，坐在有秒针的时钟前，或者用计时器设置 1 分钟的计时。然后数一数在那 1 分钟里你呼吸了多少次。如果你很赶时间，你可以数一下你在 15 秒内的呼吸，然后把那个数字乘以 4。这种计算方式有点粗糙，但花的时间少。

只要你注意到自己的呼吸频率，你就可以让呼吸慢下来，帮助你从紧张的"战斗或逃跑"模式切换到平静的"休息和放松"状态。记住，你的呼吸肌也可能会像其他肌肉一样不健康。所以进行本章后面讨论的练习时应在可承受的情况下缓慢而放松地循序渐进。你

不应感到头晕或不适。和往常一样，如果你有任何担忧，请咨询你的医生。

稳扎稳打能赢得比赛

重要的是要学会让你的呼吸平静下来，使呼吸变得缓慢而有节奏。没有哪项比赛是让呼吸最快的人获胜，呼吸最快的人也没有奖品。通常快速呼吸是本末倒置的浅呼吸，而缓慢呼吸则是放松的、有节奏的膈式呼吸，能确保你不会耗尽氧气。

根据 Fried 的研究，男性平均每分钟呼吸 12~14 次，女性平均每分钟呼吸 14~16 次。然而，不管你现在的呼吸频率是多少，大多数人都可以把呼吸稍微放慢一点。当人们感到焦虑时，他们很容易每分钟呼吸 20 次以上。我最近发现一个患者呼吸失控，其呼吸频率高达每分钟 30 次。有一次，我因为我的书的截稿日期而感到压力重重，我数了数自己的呼吸频率，其是每分钟 20 次，但是躺下 1 分钟后，我告诉自己慢下来，并采取缓慢而稳定的膈式呼吸，我便感到舒适而放松了，每分钟只呼吸 6 次。一旦我恢复了我的活动，我就恢复到每分钟 12~14 次的呼吸频率。但是花 1 分钟放松和放慢我的呼吸帮助我感到更加平静和可控。一些研究人员将呼吸急促或换气过度与焦虑、抑郁、惊恐发作和完美主义联系起来。学会转换呼吸模式，轻松而缓慢地呼吸，可以帮助改善心功能，降低压力和焦虑水平，这对治疗 TMJ 紊乱病有积极的影响（更多关于压力的内容详见第 11 章）。甚至你吃的食物也会影响你的呼吸和压力水平。乳制品是常见的罪魁祸首，会导致黏液分泌过多，进而影响呼吸。此外，摄入大量的酪胺是引起食物过敏的常见原因，会导致头痛和呼吸问题。酪胺在大多数食物中含量不同，随着食物不新鲜而含量增多，这就是吃新鲜食物对身体最好的原因之一。（关于头痛和食物过敏的更多内容见第 10 章。）

怎样才能顺畅地呼吸？

呼吸专家认为，正确的呼吸不仅能为疲惫的身体提供所需的氧气，还可以安抚紧张的神经，改变你的情绪化的人生观，此外还有许多其他心理和情绪方面的好处。事实上，一些瑜伽大师相信，如果你能控制呼吸，你就能控制思绪。英国研究人员、物理治疗师 Elizabeth Holloway 发表了一项里程碑式的研究，该研究涉及 85 名哮喘患者，其中一半人接受了常用的哮喘药物治疗，而另一半人则接受了被她称为 Papworth 呼吸法的治疗，这种方法基于剑桥 Papworth 医院的胸科医生 Claude Lum 和物理治疗师 Diana Innocenti 及 Rosemary Cluff 的工作。在第 6 个月和第 12 个月进行随访时，那些学会改善呼吸的人能够呼吸得更慢，其哮喘症状更少。这种呼吸方法非常成功，在一项研究中，320 名患者中有 70% 的患者无症状，25% 的患者在治疗后只出现了轻微的症状。在本章中，我试图通过让你意识到你自己的呼吸模式和问题并教给你知识、练习方法和技巧，使你能够缓慢地、有节奏地进行膈式呼吸。最后，我会帮助你学习在压力刚出现迹象时就使用该方法进行放松的技巧。

呼吸是一种下意识行为，你每分钟会呼吸 12~15 次，却根本不用思考。在接下来的练习中，你将练习更加有意识地呼吸。这并不意味着你必须整天注意每一次呼吸，不过你应该在做规律性 PoTSB TLC 检查时定期评估你的呼吸。首字母缩略词中的 B 是指呼吸顺畅。现在就练习一些良好的呼吸习惯，使你从此以后都能正确呼吸。

使用膈式呼吸

虽然膈肌是你的主要呼吸肌，你可能不知道它在哪里、它是如何工作的或者如何让它发挥最大作用以改善你的健康状况。膈肌是一块伞状肌肉，位于肺部下方，将上面的胸腔和下面的腹腔分开。当你吸气时，你的膈肌收缩并使伞状的肌肉拉平，就像图7.1所示。这可以让你的肺充分扩张，充满健康、含氧的空气。这个动作还可以按摩腹部以下的器官，提高它们处理和排出毒素的能力。当你的膈肌放松时，它会变回伞状，迫使气体在你呼气时从肺部排出。

练习 | **正常呼吸的8个步骤**

现在让我们试着放松并有节奏地使用膈肌进行腹式呼吸。这里有8个步骤指导你完成这个过程。你可以坐着、站着或躺着做这些练习。然而，躺卧通常是一个更放松和理想的开始姿势。请将一只手放在胸前，另一只手放在腹部。最好是穿宽松的衣服，或者松开腰带解除束缚。这样做会让你更容易正确呼吸。

（1）开始时保持良好的姿势。如果你是坐着或站着的，请坐直或站直。如果你是躺着的，确保你的头部处于一个平衡的位置，不要向前伸太远。

（2）把你的舌头固定在你上腭的"定点"处。

（3）双唇轻轻地合拢在一起，牙齿轻轻地分开。

（4）通过鼻子慢慢吸气和呼气，你的舌头贴在上腭，牙齿分开，嘴唇贴在一起。通过鼻子呼吸可以使空气得到滋润和清洁，并帮助触发膈肌去工作。你的呼吸频率应该是稳定的。

（5）用你的膈肌而非胸腔进行呼吸。你的膈肌就是你主要的呼吸肌，其能允许肺"通气"，你应该用膈肌而非用你的颈部肌肉完成大部分的工作。将一只手放在胸部，另一只手放在腹部，确保膈肌在运动。如果你躺着，你可以把你的手或一小本书放在你的肚子上。书的重量或者你手的重量会给你一些反馈，也能给你的腹部一些推力（见图 7.2）。当你吸气时，放在腹部的书或手应该上升；当你呼气时，书或手应该下降。这是早晨和睡前练习呼吸的好方法。

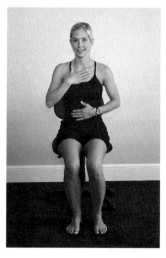
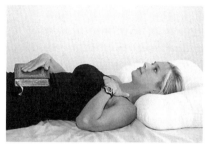

图 7.2   坐着和躺着时的膈式呼吸

（6）当你吸气时，你的胸腔两侧应该扩张，腹部也一样。记住，当你吸气时，你的整个下胸腔都在扩张。它可能很紧，可能需要一段时间才能恢复正常。

（7）你的颈部和肩膀应该放松。让颈部、胸部和肩膀变软。

当你吸气时，不要上提你的肩膀，这表明你仍然在用颈部肌肉提升你的胸部以让肺部扩张——像一个倒立的三角形向上伸展，而不是向下。这是一个非常常见的错误，大多数人甚至都没有意识到自己正在犯这个错误。让你腹部、胸腔两侧和膈肌的紧张感消失，让它们随着空气有节奏地进出你的身体而起伏。

（8）你的呼吸应该缓慢而平稳。有节奏地计算吸气和呼气所需的时间。继续缓慢而有节奏地呼吸，鼓励自己放松。如果你的呼吸太快或不规律，试着在允许的情况下轻轻地延长你的呼吸，使呼吸更规律。继续练习，直到这个节奏让你感觉舒适和自然，但不要停止呼吸。我知道有些人呼吸得过慢；然而，由于过度呼吸是目前为止最常见的问题，所以这是我关注的重点。像往常一样，许多因素会影响你的呼吸，在开始任何新的锻炼计划之前，应该由物理治疗师对你进行适当的评估。

这个练习在睡觉前做很有效。如果你度过了紧张的一天，这也可以帮助你缓解压力。你可以用任何姿势呼吸，但如果你能找到一个安全的地方躺下，这通常会让你感觉更放松，即使这意味着要关上门躺在地板上。不管用什么姿势，你都要用鼻子和膈肌舒服地呼吸。此时专注于放松，这样就可以帮助你避免由无节制的压力所导致的危害。

Fried 博士警告说，练习得太多太快可能会让你感到头晕，所以从安全的频率和速度开始练习，有意识地进行几次稍微慢一点、更放松的呼吸，在允许的情况下进行深呼吸并重复。和往常一样，在开始任何新的练习之前，建议咨询你的医疗服务提供者。

练习　伸展你的膈肌和肋骨

一位有才华的歌剧演唱家向我介绍了这个练习，这是上一个练习的变体。在我尝试之前，我一直以为自己呼吸得很好。我的腹部在动，但我的身体两侧很僵硬。然而，经过一个星期的勤奋练习，我能够伸展膈肌和肋骨了，我相信你也可以做到。

你可以在任何地方做这个练习，它可以帮助伸展膈肌和肋骨，这是一个很容易进行的练习，当你坐在一个无聊的课堂上、开会或等待约会时都可以完成。我将描述如何坐着做这个练习。

双手放在膝盖上坐着，保持良好的姿势，试着用膈肌呼吸，确保你腹部没有束缚。不能穿紧身裤、系腰带或其他腰部的束带。当你的颈部和肩部肌肉放松时，你应该能感觉到你的腹部和肋骨在扩张。你的舌头贴在上腭，牙齿分开，嘴唇合在一起。确保你的肩膀和颈部肌肉放松。当你用鼻子吸气和呼气时，你的胸腔底部应该充分扩张来实现柔和的拉伸，这意味着你的腹部和胸腔两侧也应该扩张。进行胸式呼吸时，肋骨和膈肌经常由于不使用而绷紧，因此有些人很难扩张肋骨。对另一些人来说，这种感觉既陌生又新鲜，就像开了多年的自动挡车，现在却开着一辆手动挡车。最终，你的胸腔和横隔膜会完全扩张，让你的呼吸更加平静和有效。你可以给自己一些反馈，挺直身体，把你的双手放在你的下端肋骨的两侧，感受它们在你吸气时向外推你的手。

随着你持续进行健康呼吸的能力的提高，你将能够更好地维持体内氧气和二氧化碳的平衡。只需要重复做一两次，因为深呼吸可以瞬间将血液中的二氧化碳水平降低 20%~25%。一旦你的肋骨和膈肌延展到正常长度，就可以停止延展练习，因为正常的健康呼吸将维持你新的灵活性。

练习 ╲ **跃动和滑动**

　　这个练习可以帮助那些呼吸不规律的人更有节奏地呼吸。首先，吸气，做几次短而有节奏的呼吸。这些就是"跃动"。然后，呼出一口长而均匀的气，这就是"滑动"。这个练习可以帮助你稳定和调节呼吸。你可以通过几种方式调整这个练习。你可以将顺序反过来，先长吸一口气，再短呼几口气。一旦你能够有规律地、有节奏地呼吸，你就可以停止这种练习。你可以用想象来稳定和减缓你的呼吸，就像潮涨潮落。你甚至可以随着音乐呼吸。找到最适合你的方法。

练习 ╲ **数一数**

　　如果你容易过度呼吸，你可以通过简单的数数来减慢呼吸。计算吸气和呼气的秒数。你可以通过在呼气后再多屏气1秒来减缓你的呼吸。当这个速度比较舒服时，你可以再加1秒。你应该保持在你的舒适范围内：不出现症状，不会气喘吁吁。如果你每2秒呼吸1次，这意味着你每分钟呼吸30次，这太快了。我丈夫是一名身体健康的跑步运动员，所以当他睡觉时，我决定记录他的呼吸。他吸气2秒钟，呼气2秒钟，所以他每4秒呼吸1次，节奏非常平稳，毫不费力。这意味着他每分钟呼吸15次。

> ### 练习 \ 收缩、放松
>
> 　　由于压力会影响你的呼吸，你需要学会放松。一个技巧是收缩一组肌群，然后完全放松。你可以对每组肌群都这样做，这样做可以帮助你感受紧张的肌肉和放松的肌肉之间的区别。当你感到压力和紧张时，这是帮助你放松的诸多技巧之一。找到一种最适合你的技术并使用它。它可以帮助你减缓和控制你的呼吸，并更好地掌控你的生活。

寻求专业的帮助

　　如果你存在呼吸困难，去看医生是很重要的，医生可以排除各种严重的医疗问题。如果你不能用鼻子呼吸，你可能需要比这本书中提供的方法更多的帮助。问题可能是你的鼻窦问题、过敏、鼻中隔偏曲、扁桃体肿大、哮喘，甚至食物过敏或其他。在这些情况下，你可能需要去看过敏专科医生、耳鼻喉科医生或相关方面的专家。认真考虑你的所有选择，意识到用嘴呼吸可能对嘴和脸的生长和发育产生负面影响。因此，在孩子的成长和发育完成之前，解决问题并教给孩子健康的习惯，可以产生深远而有益的影响。你可能有慢性焦虑或情绪紧张，需要专业的帮助来解决。评估并照顾好你的身心。

总结

　　如果你在读这本书，那么你显然正在呼吸。你可能很少考虑呼

吸，但正确呼吸并不复杂，学习正确的呼吸可以对你的整体健康，
还有你的头部、颈部和下颌产生积极的影响。让我们回顾一下要点。

（1）适当的氧气和二氧化碳含量对你的整体健康至关重要。

（2）张口呼吸和浅快的胸式呼吸通常是压力和焦虑的结果，会
刺激颈部肌肉，加剧头痛和颞下颌关节相关疾病的症状。

（3）良好的姿势以及进行鼻呼吸和膈式呼吸是你正确呼吸的必
要条件。

（4）保持你的舌头在"定点"处，并且嘴唇闭合，促使你通过
鼻子呼吸，这些可以帮助触发膈肌的工作。

（5）制订一个计划来改善你的呼吸习惯，包括一般的运动、本
章中的运动压力管理以及新鲜健康的饮食计划。

（6）为自己做一个改变清单。请使用表 7.1 中的示例作为指导。

表 7.1　改变清单：正确呼吸

有害的习惯	健康的习惯	改变
我通过我的嘴呼吸并且保持嘴唇分开	我通过我的鼻子呼吸并保持我的嘴唇闭合	用我最好的状态呼吸 我会每小时检查 1 次我的 PoTSB TLC 我会牵伸和训练我的嘴唇以使自己保持嘴唇闭合 如果不能通过鼻呼吸得到足够的氧气，我会看医生
我现在的呼吸频率是每分钟 19 次并且呼吸又短又浅	我的目标是将每分钟的呼吸次数减少到 12 次，让呼吸更加平稳和平静	我将每小时检查 1 次我的 PoTSB TLC，并记录我白天的呼吸 在等待约会的时候，我会练习延展我的肋骨和膈肌 我会每周进行 3~5 次 30 分钟的心血管锻炼 我会每晚睡前练习 5 分钟缓慢、稳定、轻松的呼吸

8

第六步：照护好你的肌肉

你知道身体包含 600 多块肌肉吗？事实上所有肌肉约占人体平均体重的 40%。

我们每天都在肆意使用我们的肌肉，并认为这是理所当然的。也许因为在 X 线片上看不到肌肉的图像，所以经常会忽视它们是导致疼痛和功能障碍的原因。然而，肌肉导致疼痛的方式超乎你的想象。肌肉发生痉挛或不平衡会引起头痛、耳痛，甚至是牙痛。肌肉也可以改变咬合关系，并导致和促使关节弹响或关节绞索。肌肉可能是导致头部、颈部和下颌疼痛的主要原因。紧绷、紧张和过度活跃的肌肉状态会给关节结构带来过度的压力，导致软骨和关节盘破裂、撕裂或移位，从而引起严重的关节功能障碍。

肌肉功能障碍在 TMJ 相关疾病的患者（包括纤维肌痛患者和那些经历过急性创伤如挥鞭伤的人）中尤其常见。在本章中，我们将研究如何保护我们的肌肉，解决与肌肉相关的疼痛和功能障碍。

肌筋膜疼痛

患有 TMJ 相关疾病的患者最常见的主诉之一是头部、颈部和下颌的肌痛。我们称之为肌筋膜疼痛。筋膜是一种结缔组织，像网一样贯穿你的身体。筋膜将肌肉、器官和身体其他组织及结构固定并连接在一起。因此，尽管你可能会说你有"肌肉酸痛"或"肌肉疼痛"，但在医学界我们使用的术语是"肌筋膜疼痛"。

疼痛循环

损伤、微损伤、过度使用和滥用肌肉会刺激和损伤肌肉以及相关的软组织。这些组织愈合时，可能缩短并收紧成一个结，这会导致进一步的疼痛，并会使肌肉不能正常运动或工作。当肌肉酸痛或疼痛时，肌肉会变得更紧，而保持肌肉紧绷需要更多的能量。肌肉需要更多的营养和氧气来维持工作，肌肉工作时也会产生更多的消耗。如果肌肉保持紧张和紧绷，其可能会变得无力和不健康。

这种情况导致疼痛和功能障碍的循环。简而言之，疼痛导致肌肉紧张和僵硬，这阻碍了血液循环，使肌肉紧绷。循环不良的紧绷肌肉容易受到刺激和发炎，从而导致更多的疼痛和功能障碍，除非循环被打破（见图 8.1）。让我们看看如何打破这种恶性循环。

要打破疼痛 – 紧张循环，最好通过消除刺激物以及解开肌肉或者软组织紧绷成的结，通过轻柔地活动、拉长和牵伸肌肉来"松开"肌肉。因为酸痛的肌肉很容易受到刺激，这种牵伸必须非常温和，并维持一段时间。通常牵伸肌肉会使人感觉良好，但建议每天从不同的肌肉（一两块）开始牵伸，观察身体的反应如何。过度牵伸或

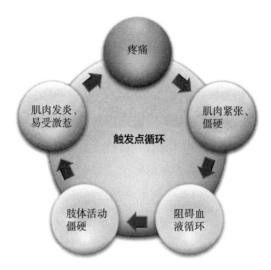

图 8.1 肌肉疼痛和肌肉紧张的循环

牵伸太用力会使肌肉更易受刺激而非改善肌肉问题。如果有纤维肌痛或可能存在并发症之类的健康问题，你应该在开始任何运动或牵伸计划之前咨询你的医疗保健提供者。如有疑问，请随时询问。

肌筋膜触发点

要理解肌筋膜疼痛，了解这个系统的相互联系是非常重要的。肌筋膜区域的一处紧绷会牵拉其他部位、产生压力以及对身体的远处区域产生不利影响。甚至脚部的肌肉和筋膜的瘢痕、损伤和紧绷，也会对你的头部、颈部和下颌的姿势产生不利影响，因为你身体的各个部分都是相互联系的。紧绷的肌肉甚至会挤压和刺激神经。一些神经过敏的人通常认为问题来自他们的脊柱，而实际上可能源于神经被紧绷的肌肉挤压。

下颌的肌肉紧绷会对你的咬合产生不利影响，甚至会导致健康的牙齿出现疼痛。我见过一些患者通过根管治疗或拔牙来缓解疼痛。令他们非常懊恼的是，这些治疗并没有让他们的牙痛消失，因为牙齿是健康的，而肌肉的触发点才是真正的罪魁祸首。所以当你不能明确原因时，请不要做不可逆转的手术。例如，如果你的咬合突然发生变化，这可能是肌肉紧绷或痉挛造成的结果。如果立刻去改变咬合，事后却发现肌肉痉挛是暂时的，而匆忙进行的改变咬合的操作却是永久的，你一定不会想要这种结果。

David Simons 博士和已故的 Janet Travell 博士（她是 John F. Kennedy 的白宫医生）所著的《肌筋膜疼痛和功能障碍：触发点手册》一书经常被称为"红色圣经"，因为书中有大多数肌筋膜问题的答案。他们使用医学术语，详细地描述了身体中几乎每一组主要的肌肉群，不仅解释了疼痛模式，还解释了可能的原因和治疗方法。他们在理解和记录肌筋膜疼痛、原因和治疗方面进行了革新性努力，并推广了"肌筋膜触发点"一词。本章的许多概念的提出都是受到了他们的工作的启发。

触发点是指身体部位受按压时会触发疼痛的结构，比如紧张的肌肉、筋膜或软组织的局部区域。有些触发点感觉就像打的结或绷紧的绳子。这些紧张的触发点着实可以影响神经和血管，破坏淋巴的流动（淋巴系统有助于清除体内的代谢产物）。

你可能想知道如何找到触发点。由于触发点是身体上的疼痛点，当按压有潜在问题的区域时，你会找到触发点。但请记住，触发点可以将疼痛转移到其他区域。例如，你的头痛是由颈后部肌肉紧绷引起的，健康牙齿的疼痛也可能由遥远的触发点引起。触发点最常见于颈部、肩部、骨盆带的姿势性肌肉和用于咀嚼的肌肉。触发点通常分为两类：活跃的触发点和潜在触发点。

活跃的触发点。如果你身上有一个活跃的触发点，你可能会告诉我你哪里疼痛，甚至不用我戳你的肌肉。它会在安静时和（或）当你按压或运动肌肉时传导疼痛。肌肉会紧绷、紧张和无力。

潜在触发点。潜在的触发点藏在阴影中。当这些触发点被戳和刺激时你才会意识到肌肉酸痛。潜在的触发点总是紧张的，还可能引起肌无力和功能障碍。紧张的肌肉不能完全伸长或获得其所需的营养。久坐沙发的懒汉或那些很少运动的人，出现潜在触发点的可能性更大。

肌肉疼痛和产生触发点的原因

本节的资料很大程度上是基于 Gerwin、Simons 和 Travell 的临床经验及工作。

Travell 和 Simons 说，在肌肉疼痛管理中根据发病原因或维持因素进行治疗是最重要也是最容易被忽视的部分。在《肌筋膜疼痛和功能障碍：触发点手册》中，他们讲述了一个男人在人行道上踩进一个洞里造成腿受伤的故事。他接受了治疗，腿部的骨头也愈合了，但几个月后，他踩进了同一个洞，腿再次受伤。没有人通过修补这个洞来解决问题。与我们之前的例子类似，如果你治疗肌肉疼痛而不修补"洞"，那么你将经历无休止的治疗周期以及复发。

如果你的一条腿比另一条腿短，身体就会不平衡，每次步行就会增加压力。如果晚上趴着睡觉，头部可能会极度旋转并用力顶着床或枕头，就会整晚压迫下颌和颈部。侧睡也会压迫该侧的头、肩膀和臀部。直到发生一些事件引起显著的问题，你才可能想要摆脱这些有害的习惯。当下你很难摆脱疼痛，并想知道原因。为了达到最好的结果，你需要尽可能多地修补这些"洞"（不良的习惯）。

从长远来看，你会对你做出的改变感到高兴。

首先要了解是什么导致了触发点的发展。触发点通常由以下 1 个或多个原因激活。

急性超负荷或滥用（发生在数小时或数天内）。可能由于车祸、跌倒、面部或头部受到击打、长时间的牙科手术、突然扭伤或拉伤、呕吐或其他类似事件导致受累肌肉突然收缩或过度拉伸。

长期过度使用（超过数周、数月或数年）。姿势或身体力学欠佳、过度工作、有害习惯和疲劳，以及持续的机械应力如下肢不等长或骨盆倾斜，是诱发或导致慢性肌肉疼痛和功能障碍的一些因素。长时间使用电脑和手机，或者费力拿手提包或公文包，这些都是典型的例子。

肌肉长时间缩短。该问题可能是由于咬紧牙关、趴着睡觉并将手臂放在头顶或面部，或只是长时间保持相同的姿势而引发。其他常见的例子包括在床上学习、整天坐着、扭着头看电视数小时。

无法获得充足的睡眠。获得充足的睡眠这一点非常重要，可能需要医生或睡眠专家的帮助。为了保持健康和感觉良好，你需要有保质保量的睡眠。

营养和代谢缺陷、功能障碍或失衡。有能力的医生可以解决以下问题。

- 维生素 B_1、维生素 B_6、维生素 B_{12} 和叶酸水平低；维生素 C 缺乏；贫血；缺乏健康肌肉所必需的钙、钾、铁、镁和几种微量矿物质。
- 甲状腺功能异常、低血糖和痛风。
- 摄入尼古丁、吸烟和过量摄入咖啡因，使肌肉更易受激惹。

其他触发点。一个触发点可以激活附近肌肉中的其他触发点

（称为"卫星触发点"）。不幸的是，这可能会发展为慢性疾病，牵连身体的大部分肌肉。

心理因素。这些因素包括焦虑、紧张、抑郁和绝望感。负面情绪导致的疼痛多于积极情绪导致的疼痛。我们经常忽视心理健康。情绪就像我们的腿和手臂一样与我们的身体有着错综复杂的联系，但我们并不总能看到这种联系。应采取必要的措施，确保对这些方面都给予适当的关注。

附近关节的关节炎、其他炎症或功能障碍引起的疼痛。当下颌发炎或颈部关节有关节炎或功能障碍时，关节周围的肌肉经常会感到疼痛。触发点也倾向于在受挤压的神经周围出现。

低温。寒冷会激活一些人的触发点。这种"冷应激"可由空调冷气、穿堂风、寒冷天气，甚至冷饮引起。冷应激多见于疲劳或甲状腺功能异常时。我的纤维肌痛患者对寒冷也极为敏感。

病毒性疾病。这些病毒包括引起口腔溃疡和普通唇疱疹的单纯疱疹病毒 1 型。

感染和过敏性鼻炎。这些感染可以是细菌感染，也可以是病毒感染。

内脏疾病。例如，有心脏问题的人经常会出现胸痛、肩痛或手臂疼痛。

触发点治疗

需要对触发点进行有效治疗，打破疼痛、痉挛和功能丧失的循环。请注意，消除触发点需要时间和精力。触发点治疗应包括以下几个方面。

- 识别和消除问题的诱因和维持因素，这是最易被忽视的步骤。我试图通过这本书来改变这一点。

● 确保获得适当的优质睡眠。研究表明，睡眠质量差会导致肌
　肉疼痛加剧。

● 恢复和维持肌肉的全范围活动度。这一点至关重要。治疗应
　持续直至达到该目标，过程中可能需要物理治疗师的帮助。

　　应由经过培训的治疗师或专家进行触发点治疗。你也可以自己
学着解决一些问题以及做健康的运动。根据问题的严重程度，本书
中介绍的一般牵伸方法和练习能够改善运动并缓解症状。因为每个
人的情况可能不同，建议找专业人士为你定制和修改治疗方案，这
一节会给你提供很多想法。

　　找到并松解触发点。你或你的朋友可以沿着肌肉的触发点轻轻
揉捏或松解它们。保持力道柔和，从一个或两个点开始，以确定你
对该过程的耐受程度。如果有超敏反应，任何过强的压力都会使你
感觉更难受。所以你是自己身体的"法官"。

　　你甚至可以在口腔内的肌肉上找到触发点并进行按摩。首先，
确保不留长指甲。然后，将手洗干净或戴上外科手套，沿着脸颊滑
动拇指和示指，以感觉触发点并对其进行治疗。拇指或示指放置在
口腔内，另一根手指在对侧帮助平衡以及给予相反方向的压力。请
了解每块肌肉的肌纤维的走向，知道这些可以提高口腔内外松解或
按摩技术的有效性。

　　**在拉伸肌肉之前，温和地施加压力帮助触发点得到松解。我告
诉我的患者，这就像用手指融化黄油。**对触发点施加轻柔的压力，
这种压力应该就像有人按摩你的脖子时让你"感觉舒服"的压力。
然后将手指放在触发点等待。你可以想象，如果用一根温暖的手指
压在一根冷黄油棒上等待，最终温暖的手指会融化黄油并陷到黄油

棒里。在健康的肌肉中，感觉触发点在手中"融化"也可能发生，这种感觉很好。然后我治疗该肌肉的其他触发点，使患者达到可达到的正常活动范围。你可以购买一个触发点仪器来帮助治疗那些难以触摸到的点，或者你可以用一只球和一双连裤袜这样简单的物品制作工具。

按摩手法是多种多样的、出于本能的。许多有触发点的人会按摩颈部或按摩太阳穴。如果没别人帮助治疗，我首先会通过施加压力松解我的触发点，正如我们刚才所讨论的。可以在按摩前润滑皮肤，这有助于减少摩擦。如果我不能直接在皮肤上操作，可以隔着衣服来操作。然后慢慢地沿着与紧绷的肌纤维相同的方向轻按肌肉，以便松解开"结"。我尽可能轻柔地操作，获得所需的结果。如果我有时间和资源，我在给自己按摩前会先对肌肉湿热敷 5~10 分钟，然后进行持续操作。请记住，压力对一些人会有刺激性，特别是对纤维肌痛患者或超敏反应患者。为了使治疗效果最有效，必须了解肌纤维的解剖结构和方向，以及知道应施加的压力水平。在下文，我将介绍 TMJ 疾病中涉及的一些最容易发生问题的肌肉，包括其解剖结构、肌纤维的方向和共同的触发点，以及典型的疼痛转移模式。但记住，没有两个人的情况是完全相同的。

更多的触发点松解技术和模式。松解触发点的方法有多种。我将简要介绍几种最常见的技术。这些治疗应由专门接受过 TMJ 疾病和肌筋膜疼痛治疗培训的物理治疗师或医疗保健专业人员提供。

- 喷雾和拉伸，即使用凉爽的汽喷雾沿着肌纤维喷洒，然后被动地（即是由治疗师而非你自己做所有的操作）拉伸肌肉，接着进行湿热治疗。根据 Travell 和 Simons 的说法，喷雾和拉伸可能是抑制活跃的新触发点和恢复运动的唯一最有效的方法。

● 按摩手法，如轻抚、摩擦、冰按摩等。

● 肌筋膜松解术是用于松解肌肉和筋膜的实践技术的组合。

物理治疗师使用的其他模式如下。

● 超声，这是一种电流治疗，在皮肤表面使用或不使用药物，或使用离子导入，这种治疗方法可以减少炎症和刺激，提高温度和促进循环。

● 各种形式的电刺激能帮助松解触发点，帮助打破循环使肌肉能够愈合。口内探头可用于口内的触发点。

● 旨在使肌肉松解、放松并恢复运动和功能的手法治疗，包括相互抑制、收缩–松弛、等长收缩后松弛、肌肉能量技术以及根据你的个体需求量身定做的特定牵伸方法和练习。

● 触发点注射，由经过专门培训的医疗保健专业人员进行，将药物（如麻醉剂）注射到触发点处，以帮助该部位变得不那么易受刺激。干针治疗对触发点也会有帮助。

常见的"肌肉神话"

Travell 和 Simons 指出了关于肌筋膜疼痛的 4 种常见错误观念，我增加了第 5 种，我相信他们也会赞同的。

（1）**疼痛只是存在于你脑中**。不幸的是，许多真正经历痛苦的人都听过这种说法。据 Travell 和 Simons 博士所说，许多医生认为肌筋膜疼痛是正常的，因为 X 线和实验室检查结果是正常的，因此，它必定是"存在于你的脑中"。然而越来越多的医生正在学习关于触发点的知识。

（2）**触发点会自己消失**。尽管活跃期的触发点可能变得隐匿而导致症状自行改善，但它们并不是自己"离开"了。这些潜在的触发点随时会被任何微不足道的刺激激活。你需要识别并解决那些潜在的触发点定时炸弹。

（3）**不要太过当真**。肌筋膜疼痛可引起肌肉突然痉挛，严重到足以引起事故、损伤，并在某些情况下可能导致自杀。肌筋膜疼痛是导致工作相关残疾的主要原因之一。

（4）**如果你的疼痛消失了，那么一切都会好**。如果你是我的患者，主诉左臂和胸部疼痛并在牵伸后疼痛改善，我会送你到医院让你接受评估，以排除心脏疾病。

（5）**运动神话**。很多人似乎认为如果产生疼痛就应该制动休息。虽然肌肉过载和过度工作确实可能有害，但温和、健康的运动对愈合至关重要。Travell 和 Simons 说，为了确保触发点的持续缓解，应建立一个家庭计划：牵伸以及进行全范围关节运动。肌肉必须运动，以保持健康、肌肉长度和力量。若我的患者安全、有规律地运动，其病情会更快地好转。让我举一个运动产生益处的例子。

辛西娅：够到顶端的架子

有一天当我用力伸手去够架子顶端的物品时，我拉伤了脖子和肩膀区域的肌肉，肌肉变得非常疼痛。我能感觉到肌肉开始痉挛并收紧以免受拉伤。我认识的大多数人对此做出的反应都会是试着让该区域不动，通过制动来帮助保护肌肉。如果我停止活动，我可能会有几天或几周的疼痛和不适。幸运的是，我作为一名物理治疗师在这方面有一些经验。我立即开始温和地做耸肩和肩部画圈的动作来运动肌肉，直到感觉到肌肉再次开始放松。我在无痛范围

内做了几次轻柔的牵伸，以恢复肌肉长度，并进行了几次
腹式深呼吸。然后我找了一个阶梯凳，在没有任何拉扯应
力的情况下够到了物品，后来也没有出现残留症状。

恢复并维持全范围活动度

受损的肌肉再次恢复健康，需要能恢复全范围的正常活动度。
如果你已经做出努力松解了触发点，并希望获得最佳的结果，你需
要全天伴随治疗做温和的动作。必须记住，一天有 24 小时。如果
牵伸和运动肌肉只花 30 分钟，然后让肌肉 23.5 小时处于紧绷和紧
张状态，你可能会输掉战斗。应全天轻柔地活动肌肉，识别并消除
引起肌肉紧张和刺激肌肉的因素。

但是如果你的关节和结缔组织过于松弛，你自己或是其他帮你
牵伸的人必须非常小心，须在活动度正常范围内进行，不要牵伸到
过大的范围。许多 TMJ 相关疾病患者由于关节松弛而活动过度。因
此必须非常小心，不要过分牵伸肌肉，最好在活动范围内牵伸而非
过度牵伸。此外，如果经年累月肌肉紧张，肌肉不可能在一天内改
变长度，如果你试着这样操作可能会受伤。最好咨询物理治疗师。

哪些肌肉引发疼痛？

为了获得更健康的肌肉，需要了解每组肌群中哪些肌肉是引发
头、颈和下颌疾病的最常见的罪魁祸首。图 8.2 和表 8.1 列出了关
键疼痛区域和每个区域最常见的主要肌群。对于每个疼痛区域，首
先列出最有可能引发问题的肌肉，其次列出可能与疼痛相关的次要
问题肌肉。我在这本书中只列出了我们讨论的肌肉。

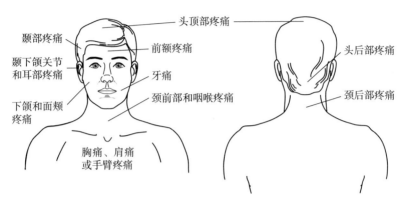

图 8.2　头部、颈部和下颌疼痛的常见部位

表 8.1　头、颈和下颌疼痛以及常见的引起问题的肌肉

疼痛区域	可能的问题肌肉	疼痛区域	可能的问题肌肉
TMJ 和耳部疼痛	翼外肌 咬肌 胸锁乳突肌 翼内肌	牙痛	颞肌 咬肌 二腹肌
下颌和面颊疼痛	胸锁乳突肌 咬肌 翼外肌 斜方肌 二腹肌 翼内肌	颈后部疼痛	二腹肌 多裂肌 颈夹肌
颞部疼痛或偏头痛	斜方肌 胸锁乳突肌 颞肌 颈夹肌 枕下肌 头半棘肌	颈前部和咽喉疼痛	胸锁乳突肌 二腹肌 翼内肌

疼痛区域	可能的问题肌肉	疼痛区域	可能的问题肌肉
前额疼痛	胸锁乳突肌 头半棘肌	头后部疼痛	斜方肌 胸锁乳突肌 头半棘肌、颈半棘肌、颈夹肌 枕下肌 二腹肌 颞肌
头顶部疼痛	胸锁乳突肌 头夹肌	胸痛、肩痛或手臂疼痛	胸肌

你必须成为一个侦探，在能够消除触发点之前，去识别出引发触发点的有害习惯。当你了解每块肌肉的位置、运动和疼痛转移模式时，可以自己学着轻柔地牵伸肌肉，帮助其恢复长度和功能，以减轻疼痛。应该定期检查这些肌肉，用手指的平坦部分轻轻按压每一块肌肉，检查其是否有压痛或硬结。在医学术语中，这被称为触诊。当按压或触诊时，用手指来感知肌肉的状况或试图评估的任何结构。通过这种方式触诊，可以在潜在触发点被激活之前识别并消除它们。这种有意识、健康的活动在现在和将来会减轻你的痛苦，解决你的问题。

在下文中，我会阐述每组肌群的以下 5 个方面。

位置。我会列出并在插图中展示每块肌肉的位置，这样你就可以更容易地在身体上找到该肌肉的位置。

疼痛转移和症状。疼痛转移与某些肌肉中的触发点在肌肉本身或远端区域内传导疼痛和症状的模式相关。这有助于你"侦察"以确定症状是否与该肌肉的触发点有关。例如，如果出现头部一侧疼痛和牙痛，你可以查看表8.1，发现颞肌是唯一列出的与这两种症状相关的肌肉，因此这可能是需要首先检查的肌肉。你还可以查看本章中每块肌肉的触发点和疼痛转移的图片，并找出哪些触发点与你的症状相关。注意症状通常会涉及多块肌肉，包括多种（有时是重叠的）转移模式。我始终建议由医疗保健专业人员进行评估，以排除严重的并发症或可能引起疼痛的原因。

动作。动作解释了肌肉的主要功能，它能够帮助你更好地理解什么可能引起问题，以及如何强化或建立健康的习惯。请记住，肌肉可以随着缩短或伸长而收缩。我主要列出了肌肉缩短或向心的动作，但通常你可以反过来假设肌肉向相反的方向延长。例如，股四头肌缩短使膝关节伸直（例如，踢球时），然而，下楼时，股四头肌会以延长的方式收缩，以帮助降低或弯曲腿部。肌肉在被拉长状态下保持收缩被称为离心收缩，离心收缩可对肌肉造成额外的压力。

问题解决。我相信这一步往往是最重要但最常被忽视的，这也是我写这本书的主要原因之一。如果不识别和消除反复的、经常在不知不觉中引起刺激和造成损伤的因素，疗效收益会很低。这就是你需要查探的问题。作为物理治疗师，我是患者的侦探。我经常花费整整一小时与患者确定疼痛的促成因素，并尽可能地找到解决办法。我通常会和患者一起建立列出 10~20 个解决方案的列表。本节将提供思路和小贴士，以便你能够确定矫正有害习惯的方法，帮助肌肉愈合。请记住，虽然我未针对每块肌肉进行专门说明，本章开头讨论的所有引起肌肉疼痛的原因和触发点均可导致肌筋膜疼痛。如第 9 章所述，你可能会发现记录症状日志有助于识别促成因素。

松解、放松、牵伸和运动。牵伸和健康的运动通常是缓解肌肉紧张、压痛等肌肉不适的必要步骤。它们可以帮助你放松，也可以改善功能，这是非常重要的，例如，如果你不能转过头安全地倒车。但是每个人的触发点治疗并不相同，你应与你的医疗保健提供者讨论并定制方案。例如，如果牵伸绞索的下颌，可能会对关节结构造成严重损伤，或者如果你的关节活动过度，牵伸可能会使一些关节更不稳定。如果你有下颌或颈部关节问题，在开始治疗前了解关节状况以及基础疾病非常重要。这些问题可能包括但不限于关节炎、下颌弹响、张口受限或颈椎功能障碍。纤维肌痛患者在心理压力大或患有慢性疼痛疾病的情况下，可能对压力和牵伸极为敏感，因此可能需要定制治疗方案。我的职责是告诉你关于你与医疗保健提供者讨论的可能性，使你们可以共同决定什么方案对你最好。一般而言，目标是找到并释放触发点，以便放松、牵伸和安全地运动肌肉以恢复肌肉长度和功能。通常在开始进行肌肉收缩与负荷练习之前，进行肌肉的拉伸或伸长。牵伸应该会使人感觉良好，就像你坐了一段时间后最终能够伸直已经变得僵硬的腿一样。但如果你有疼痛，你应该停止牵伸。肌肉如果长期紧张或极度脆弱，可能只能耐受最低限度的牵伸，而健康的肌肉中相对较新的触发点能耐受更多的牵伸。我觉得牵伸最酸痛的一侧是有帮助的。当肌肉温暖时是理想的牵伸时机，比如在运动后或进行温暖的淋浴时。想象肌肉就像口香糖，如果想拉伸口香糖使其产生气泡，必须先运动（咀嚼）并加热口香糖。有很多方法可以松解、放松、牵伸和运动每块肌肉，对于牵伸的难度水平我一直比较保守，对大多数肌肉我选择介绍了一两种方法，你可以与你的医疗保健提供者讨论，然后自己在家做。如果没有效果，接受过专门培训的物理治疗师和其他专业人员就会采用许多技术来帮助你。但是，在帮助你识别促成因素方面接受培训的人员较少。所以要特别注意关于问题解决的部分。

斜方肌

本节中的资料主要基于临床经验以及 Fernández-de-Las-Peñas、Alonso-Blanco、Cuadrado、Gerwin、Pareja、Saunders、Travell 和 Simons 的工作。

位置。 斜方肌是一块风筝形状的肌肉，风筝的顶部在头后部，尖尖的两侧贴在肩膀上，风筝的底部贴在中背部的胸椎底部（见图 8.3）。

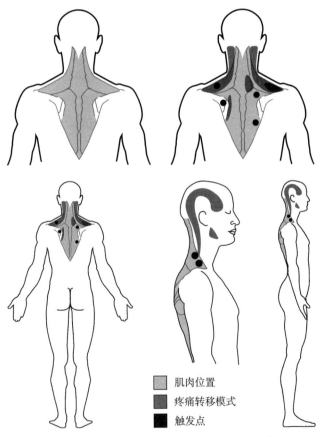

肌肉位置

疼痛转移模式

触发点

图 8.3　斜方肌位置、疼痛转移模式和触发点

疼痛转移和症状。该肌肉的触发点可能引起从颅骨后部、耳后弯曲至头部侧面的疼痛（呈问号形状），也可能引起从背部中间到肩膀顶部和颈部深层的疼痛。斜方肌触发点可引起颈部旋转痛，并限制你将耳朵弯曲到对侧肩部的能力（见图8.3）。

动作。该肌肉上提肩膀，向后拉且稳定肩胛骨，并使肩胛盂向上旋转。

问题解决。以下技巧可以帮助你解决斜方肌问题。

- 需要找到一张有支撑靠背和扶手的好椅子。如果你从事牙科诊疗、绘画等职业，或者上臂较短无法够到常规的扶手，请尝试安排某种类型的手臂支撑，以定期放松斜方肌。当坐在沙发或椅子上时，将手臂放在枕头、钱包、背包或膝盖上。站立时将手放在口袋中以减轻肌肉负重。

- 小心地提拉和携带手提包或公文包。使用一个带滚轮的包，或通过购买多套必需品来减轻包的重量，将一套必需品放在办公室或车内。将你的手提包或其他包放在身体上，靠近肚脐后的重心。每天伸手把手提包或公文包放在汽车副驾的地板上，会给你的颈部和肩部肌肉带来巨大的压力。把它放在你的后备厢里或者后排座位上。使用带有两个背带或有腕带的背包来帮助分散重量。

- 避免直接对肌肉施加额外压力，例如由紧身内衣、手提包或背包背带产生的压力。运动胸衣和肩带窄的胸衣是常见的罪魁祸首。请尝试使用非弹性、宽背带的胸衣，或尝试将背带移至肩部肌肉以外的位置。

- 按照人体工程学的要求安排电脑工作台。调整键盘和鼠标，使其不会太高以至于必须抬起肩膀才能够到。（有关设置工作区的更多信息，请参见第 4 章的图 4.6。）

- 避免导致挥鞭样损伤的动作，包括将头发从眼前甩开或划圈转动头部。
- 在家中、在工作时或用手机交谈时，请使用耳机或扬声器。不要把肩膀耸到耳部并把手机夹在肩膀和耳朵之间。
- 关注姿势不对称，如下肢不等长或骨盆倾斜。

松解、放松、牵伸和运动。经常看到人们摩擦上斜方肌的触发点，这可能需要一个人帮忙或使用触发点仪器，比如在背部和墙壁之间用一个放在连裤袜中的小球来够到中下斜方肌的许多触发点。可以将温和的压力释放技术应用于触发点，并按摩或敲打这些部位。请注意肌纤维走行方向的不同。在使用以下练习牵伸斜方肌之前，你需要牵伸使你变成圆肩、导致斜方肌拉紧的过紧的胸肌。

练习 ＼ **交叉手臂牵伸**

坐在椅子或凳子上，双脚稳当舒适地放在地面上，伸直你的手臂并交叉，使右臂在左大腿外侧，反之亦然。然后深吸一口气，呼气时慢慢放低并垂下头部，使你的身体重心缓慢地、更大幅度地越过双臂（见图 8.4）。再次吸气，重复 2 次。

练习 ＼ **耳朵靠向肩膀牵伸**

坐在椅子上，将右手放在头部左侧。用右手轻轻使头倾斜，使右耳靠向右肩，这个过程全部用手发力（见图 8.5）。当颈部左侧肌肉感觉到轻柔牵伸时停留。保持自己觉得舒适的状态，并保持5~10秒，根据需要重复3~4次。转向对侧，用左手重复刚才的动作，使左耳向左肩靠近。之后牵伸更紧的一侧会有帮助。为了使牵伸更容易，可以仰卧着进行这项练习。随着牵伸幅度的增大，可以通过将空闲的手放在背部后面或将其锚定在椅子底部来加强牵伸，以产生与牵伸方向相反的拉力。

也可以在直立位尝试这种牵伸练习。我喜欢在进行温暖的淋浴时这样操作。通过如下所述的放松肩膀的动作或其他适当的动作来保持身体的活动幅度。游泳是保持斜方肌活动度的理想选择，但需要缓慢开始。像慢跑这样会产生震动的活动可能会加重斜方肌的不适。

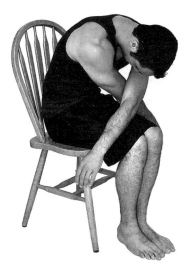

图8.4　交叉双臂牵伸

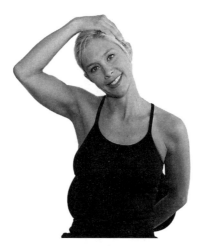

图 8.5　耳朵靠向肩膀牵伸

练习 ＼ **放松转动肩膀**

　　这是一种轻柔地活动和放松斜方肌及相关颈肩部肌肉的方法。坐着或站着时，让手臂松弛地垂在两侧，想象自己用肩膀画圆圈。应放松地画圈。动作要让你感觉良好。花 10~15 秒顺时针旋转肩膀，然后重复，接着再做逆时针旋转。过程中可能会出现一些噪声或轻微的关节弹响声。这是一种常见现象，但你不应感到疼痛或有其他问题。速度放慢通常更有帮助。总之有问题时请与你的医疗保健提供者一起讨论。

胸锁乳突肌（sternocleidomastoid muscle，SCM）

　　本节中的资料主要基于临床经验以及 Fernández-de-Las-Peñas、Alonso-Blanco、Cuadrado、Gerwin、Pareja、Saunders、Travell 和 Simons 的工作。

　　位置。胸锁乳突肌紧贴耳后，分为两部分。胸骨部分与胸骨顶部相连，锁骨部分与锁骨相连（见图 8.6）。

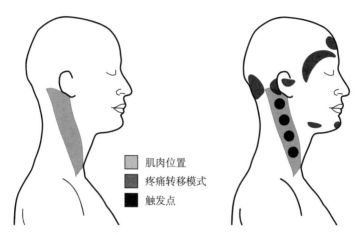

图 8.6　胸锁乳突肌位置、疼痛转移模式和触发点

　　疼痛转移和症状。SCM 中的触发点可引起紧张性头痛，这种头痛很容易被误认为血管性偏头痛，这种类型的紧张性头痛具有非常复杂的疼痛和症状模式。SCM 功能障碍可引起体位性眩晕，使人变得虚弱。你可能会在转头或向下看时出现问题。这会引起颈部疼痛、胸骨上部疼痛和颈部腺体肿胀的感觉，以及头顶部疼痛。可能会有耳痛和前额痛，疼痛会转移到面部和鼻窦。有 SCM 触发点的人甚至会主诉视力模糊、泪液产生过多、咽喉痛、干咳、耳鸣等。

　　动作。两侧 SCM 共同工作可以使颈部向前弯曲，并帮助呼吸。单侧独立工作能使面部旋转到对侧。当你从仰卧位或侧卧位起身时，SCM 有助于抬起头部。

　　问题解决。以下提示可以帮助你避免肌筋膜疼痛和 SCM 功能障碍的常见促成因素。

- 以倾斜角度看电视或屏幕。需要将电脑显示器或电视屏幕放在你的正前方。使用电脑时，同时使用文档夹具，这样你就不必长时间转头。当心需要反复旋转脖子或头的运动，如游泳。

- 避免把手机夹在肩膀和耳朵之间。使用耳机或扬声器。

- 避免在床上看书且把灯放置在一侧。这种设置会使你长时间保持转头的姿势。把灯放置在头顶或听有声书。

- 谨防挥鞭样损伤，即使是那些过山车式骑行或甩头发等简单动作引起的损伤。

- 通过鼻子和膈肌呼吸。呼吸时张开嘴、胸部起伏而非通过鼻子和膈肌呼吸，会导致 SCM 过度工作。

- 使用颈枕睡觉时，不要让头部前倾，而是要让枕头贴合颈部曲线。拉紧枕头的两侧，防止你的头整夜转动或旋转，这会刺激 SCM。

- 注意需要头向上的活动，如绘画、挂窗帘或坐在剧院的前排。

- 评估不对称的情况，如腿长差异或上臂较短。

- 宿醉头痛、慢性感染（如牙脓肿）和颈源性头痛会刺激这一肌肉群。寻找适当的专业人士解决这些健康问题。

- 调整车里或其他地方的头枕，它可能会使你的头向前伸。

- 松开领带和衬衫领子，以免压到 SCM。

- 在床上翻身时，要将头放在枕头上，而不要抬起头。当你下床的时候，试着从不酸痛的那一侧抬起头，而不要直接从枕头上抬起头，这会刺激 SCM。

松解、放松、牵伸和运动。想要定位 SCM，请尝试向右转头。左侧 SCM 的胸骨部分应该感觉像一个带子，从你的耳朵下方开始，向下延伸到你的胸骨。可以找到并松解触发点，然后进行以下练习以牵伸并轻轻运动 SCM。

练习 ╲ **滚动点头**

　　这是我最喜欢的轻轻活动颈部的练习之一，可以以几种姿势进行：坐、站或仰卧。如果躺下，可以通过在头下放一本薄而滑的书来减少摩擦。向上和向下轻轻点头。点头时，从左到右慢慢转动头部。当你达到动作极限或感觉到轻轻的牵拉时，维持并点头 5 次，然后慢慢点头并向相反的方向旋转。别忘了控制呼吸，如果在外面练习，对你旁边的人微笑，他们可能会想知道为什么你在点头。

　　我不会选择单独牵伸这一块肌肉，因为它可能特别敏感，并且一些牵伸动作可能堵塞或挤压颈部动脉，这对一小部分人群来说可能会出现问题。如果你进行本章提到的一些其他的牵伸运动，你会牵伸到这块复杂肌肉的各个部分，如"耳朵靠向肩膀牵伸"（见图 8.5）、"手置头后牵伸"和"下颌向肩部旋转牵伸"。在开始新的牵伸运动之前，请咨询你的医疗保健提供者，如果你出现任何不良反应或异常症状，请停止。

　　颞肌

　　本节中的大部分内容主要基于临床经验以及 Fernández-de-Las-Peñas、Alonso-Blanco、Cuadrado、Gerwin、Pareja、Travell 和 Simons 的工作。

位置。颞肌是一片扇形肌肉，覆盖在太阳穴区域的颅骨上，从眼睛后面延伸到耳朵正上方和耳朵后面，其肌纤维以上下方向走行到下颌骨冠突上的一个附着处（见图 8.7）。

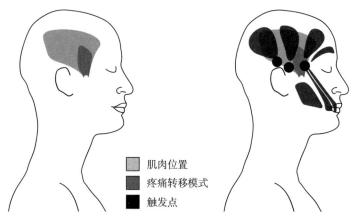

肌肉位置
疼痛转移模式
触发点

图 8.7　颞肌的位置、疼痛转移模式和触发点

疼痛转移和症状。该肌肉中的触发点是引起头痛、头前部和两侧疼痛以及颞下颌关节偶发疼痛的常见原因。颞肌功能障碍可引起眼后方和眉区疼痛，以及上颌骨和上牙的超敏反应。当你张口和闭口时，肌肉紧张和不平衡会导致动作不协调和运动轨迹不对称。牙齿可能感觉咬合不适，或者可能对热和冷敏感，或者在咬东西时有弥漫性疼痛。你可能不想把牙齿锉平、拔牙或者做根管手术，除非确定触发点不是牙痛的真正原因。

动作。颞肌的主要动作是闭口。两侧颞肌可将下颌向后拉，一侧颞肌可将下颌向同侧拉。

问题解决。以下提示可以帮助你解决颞肌问题。

● 注意头前伸姿势、姿势不对称和睡眠姿势。

- 训练舌头在口腔顶部休息，这有助于下颌肌肉放松。

- 避免完全地咬紧牙或磨牙，避免过度咀嚼和大口啃食动作。

- 谨防长时间张口过大（在长时间的牙科手术中常需如此）。

- 避免冷气流引起的冷应激。如果你的颞肌受寒，可以尝试戴上围巾或头罩，甚至睡觉时戴上宽松的睡帽。

- 消除夜间张口呼吸、紧咬牙、磨牙以及其他咬合问题。佩戴咬合板可能会有所帮助。

- 寻找和消除斜方肌和胸锁乳突肌的任何触发点，这些触发点常与颞肌相关。

- 寻找本章开头讨论的引起肌肉疼痛和诱发触发点的其他原因。

松解、放松、牵伸和运动。当下颌放松并略微张嘴时，你可以最好地触诊并松解颞肌的触发点。你可以通过以下练习来牵伸颞肌。

练习 **手指拉伸颞肌的环转运动训练**

　　下颌环转运动是我最喜欢的轻柔牵伸紧绷的、导致咬牙和磨牙的肌肉（包括颞肌）的下颌牵伸练习（见第6章）。将舌头的前1/3贴在上腭，使其处于休息的位置。保持舌头的前1/3在上腭，在无痛和无弹响的情况下轻柔地张闭口。为了帮助改善颞肌拉伸，可以将指腹放在太阳穴上，在吸气时沿肌肉纤维轻轻向上施加压力。见图8.8。如果你得到了你的医疗保健提供者的同意，可以通过只保持舌尖而非舌头的前1/3在上腭来加强牵伸。根据需要重复3~5次。请记住不要强行打开绞索的关节，请务必与专科医生确认你是否存在关节异常或其他任何问题。

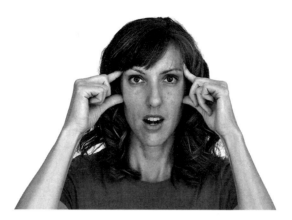

图 8.8　手指拉伸颞肌的环转运动训练

咬肌

本节的资料主要基于临床经验以及 Ono、Travell 和 Simons 的工作。

位置。咬肌从下颌或下颌骨后角，延伸至上颌骨、颧骨或颧弓（见图 8.9）。

疼痛转移和症状。大多数 TMJ 疾病患者的该肌肉有触发点，可引起上下颌和臼齿区域、TMJ、耳朵（引起单侧耳鸣）、眉毛以及眼睛下方（如眼睛下方血流受限，可引起眼睛下方闷塞感或眼袋）疼痛。

动作。咬肌和颞肌均有闭口的作用。咬肌更主要的作用是咀嚼，而颞肌更主要的作用则是姿势定位和平衡。咬肌的一些深层纤维有助于使下颌后缩。

问题解决。以下提示可以帮助解决咬肌触发点的问题。

- 在白天和夜间活动时纠正头部前伸姿势。
- 避免张口呼吸，应闭上嘴唇，将舌头锚定在"定点"上，并

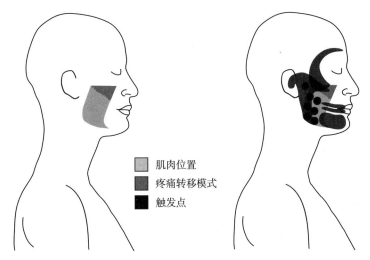

肌肉位置
疼痛转移模式
触发点

图 8.9　咬肌的位置、疼痛转移模式和触发点

养成上下牙齿分开的健康姿势。

- 停止紧咬牙和磨牙。避免在牙齿之间咬住物品（如铅笔）或咬指甲造成的持续压力。
- 不咀嚼有嚼劲的、能引起疼痛或难嚼的食品（如口香糖、坚果和冰等），并学会正确吞咽。
- 全面评估牙齿状况。检查是否真的存在咬合问题。如果在装了新牙冠或补牙后咬合立即恢复，牙齿问题可能是元凶。然而咬合出乎意料地改变很可能是由肌肉不平衡或关节功能障碍引起的，应进行相应的治疗。
- 治疗相关触发点（例如，SCM 和斜方肌）。
- 谨防创伤性或长时间的牙科手术。在手术过程中休息或预约多次治疗。
- 治疗关节问题、牙齿感染和牙龈感染。

- 减少可增加肌张力的应激源对大多数肌肉都有帮助。然而，有一些肌肉（如咬肌）的张力问题更容易隐藏。
- 避免举起重物所带来的身体压力，因为人们在用力时通常会咬紧牙关。
- 避免制动，这样会缩短和刺激这类肌肉。
- 观察是否缺乏甲状腺激素、维生素、矿物质和电解质。
- 正确制作和佩戴颌垫对恢复正常的肌肉平衡和咬合非常有益。

松解、放松、牵伸和运动。如果咬紧牙关，你可以更容易地找到咬肌，可以感觉到它在手指下紧绷并超过下颌角，这样容易触诊和松解触发点。你可以使用环转运动牵伸咬肌（如第 5 章的图 5.1和本章的图 8.8 所示）。你也可以尝试进行单侧河豚鼓腮练习（见图 8.10）。这种运动在轻柔地释放压力或弹拨肌肉、柔化咬肌触发点后尤其有效。

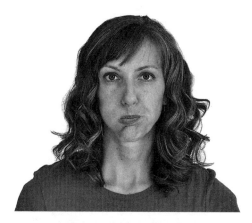

图 8.10 单侧河豚鼓腮练习

> | 练习 | 单侧河豚鼓腮练习 |
>
> 可以通过之前讨论过的环转运动练习来牵伸咬肌。也可以通过向脸颊内填充空气来放松和牵伸咬肌。可以同时用空气填充双侧脸颊，也可以一次只牵伸一侧脸颊（见图8.10）。保持3~5秒，并根据需要重复。

翼外肌

本节中的资料主要基于临床经验以及 Travell 和 Simons 的工作。

位置。该肌肉位于 TMJ 的内上部（见图8.11）。该肌肉分为两部分：上头和下头。该肌肉的上头附着于关节盘和关节囊前部。

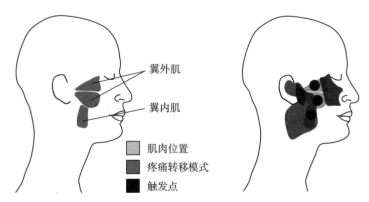

图8.11　翼外肌和翼内肌的位置、疼痛转移模式和触发点

疼痛转移和症状。这块肌肉的触发点将疼痛放射到 TMJ 和上颌骨，并可能对你的咬合和 TMJ 功能产生不利影响。这种感知到的"关节疼痛"往往被误解为关节炎所引起的疼痛。

动作。翼外肌上头附着于关节盘和关节囊前部。翼外肌下头将下颌向前、向下、向对侧拉。

问题解决。以下提示可以帮助消除引起翼外肌问题的常见诱因。

- 可能需要颌垫来帮助预防或消除牙齿接触的不良习惯，并提供稳定性让肌肉平静下来，以恢复正常的咬合。颌垫必须正确佩戴，可能需要对颌垫进行全阶段调整。
- 改善姿势，如第 4 章所述。姿势直接或间接影响我们讨论的所有肌肉。改善姿势包括解决不对称问题，例如腿长差异。此外，还需要确保睡眠姿势正确。习惯侧卧者请确保头部和下颌被轻轻支撑。
- 将舌头锚定在上腭处，并努力闭合嘴唇和分开牙齿。
- 避免下颌骨受到创伤，这会特别影响该肌肉。
- 请勿咀嚼口香糖、冰块，请勿磨牙。
- 通过停止紧咬或消除压力，并通过用鼻子和膈肌进行深呼吸，降低中枢神经系统的高激惹性。
- 如果你有"关节痛"，但被告知你的关节外观良好，那么疼痛通常是由这块肌肉引起的。
- 注意 B 族维生素低水平和叶酸低水平会增加易激惹性。

松解、放松、牵伸和运动。将指甲剪短并洗净手或戴上手套，将拇指或示指放在嘴里沿脸颊内侧向上滑动到脸颊的后上角。施加温和的压力，使你仅有能耐受的疼痛，然后维持一会儿。通过鼻子呼吸，尝试不用力和放松下颌。如果疼痛加重，则停止或减缓用力。然后从上到下和从后向前轻轻按摩脸颊和嘴唇。一些患者在这样操作时解除了下颌的绞索。接着对着镜子做环转运动训练以放松和牵伸翼状肌（参见第 5 章图 5.1）。绷紧的翼状肌会在张口时将下颌向一侧牵拉，因此你应缓慢并专注地尝试垂直张口。你也可以通过下面这个练习来放松肌肉。

练习　｜　摇摆舌头

　　让下颌完全放松，轻微张口，同时将舌头从一边摇摆到另一边。可以在坐位或平躺时完成（见图8.12）。

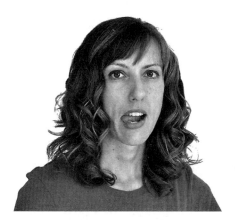

图 8.12　摇摆舌头

翼内肌

本节中的资料主要基于临床经验以及 Travell 和 Simons 的工作。

位置。该肌肉位于下颌骨下角的下方和内侧（见图 8.11）。

疼痛转移和症状。该肌肉中的触发点可将疼痛投射到口后部和咽喉。疼痛也可以出现在 TMJ 的后方和下方，并能牵涉到耳内深处。该肌肉中的触发点可限制张口并引起张口偏斜，间接地引起耳闷和吞咽疼痛。

动作。主要作用是使下颌向对侧、向上和向前移动。

问题解决。以下技巧可以帮助解决翼内肌的问题。

- 正确的姿势问题，包括在侧睡时轻轻支撑下颌，使其整夜不会向一侧牵拉。
- 消除有害的下颌使用习惯，包括磨牙。
- 可能需要使用颌垫。
- 避免身体和情绪的应激源。
- 治疗慢性感染，如单纯疱疹。
- 治疗相关触发点。检查翼外肌和咬肌。

松解、放松、牵伸和运动。你可以戴手套或用干净的手找到并松解触发点，感觉最后一颗臼齿后口腔内的压痛。由于这块肌肉在 TMJ 的内侧，只有当你稍微张开嘴，触摸下颌角的内侧角时，你才能在口腔外感受到它的一小部分。可以通过"摇摆舌头"练习（见图 8.12）和无论是否辅助使用镜子都可以的"下颌环转运动"练习（见图 5.1）来抑制翼内肌的张力。由于翼状肌是相互关联的，并与关节相连，任何直接的拉伸都应谨慎进行，只能由对你的关节进行了评估的 TMJ 专家进行。

二腹肌

本节中的资料主要基于临床经验以及 Ono 等的研究及 Travell 和 Simons 的工作。

位置。二腹肌有两部分。后部附着在耳后，前部附着在颏下。两部分在舌骨上连接在一起，舌骨位于喉部正上方，呈吊带状（见图 8.13）。

疼痛转移和症状。该肌肉中的触发点可引起吞咽疼痛。肌肉牵

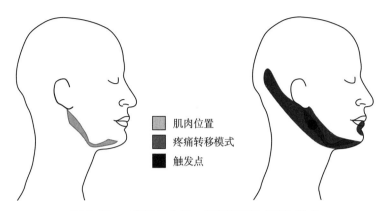

图 8.13 二腹肌的位置、疼痛转移模式和触发点

涉痛会转移到中间 4 颗切牙底部和 SCM 的上部。你可能认为疼痛是由 SCM 引起的，但其实它是由二腹肌引起的。

动作。主要作用是张口、稳定舌骨。二腹肌在吞咽的过程中也起重要作用。

问题解决。以下提示可以帮助你解决二腹肌的问题。

● 学会正确吞咽。

● 如前所述解决姿势问题。

● 用鼻子呼吸，消除张口呼吸的习惯。

● 避免造成挥鞭样损伤的因素，包括乘坐过山车等。

● 停止磨牙。

● 消除咬肌和其他与闭口有关的肌肉中的触发点。

松解、放松、牵伸和运动。因为二腹肌有两个部分，需要触诊两个区域进行触发点识别和处理。仰卧，闭上嘴，头部轻微伸展，就好像在向上看，触诊下颌正下方中线两侧的第一个点。在这个位置开始牵伸二腹肌，可以沿着它的肌纤维轻轻地弹拨。也可以用下面描述的"手置头后牵伸"练习牵伸颈前肌肉和二腹肌。

练习　　**手置头后牵伸**

坐在有背部支撑的椅子上，双手交错放在颈部后面支撑，轻轻后仰头部，直到感觉下颌和颈前区有轻微牵伸（见图8.14）。应非常缓慢、轻柔地进行。如果感到头晕、有任何不适或异常症状，应停止牵伸。如果有任何问题，请咨询医生。这个动作还可以轻柔牵伸胸锁乳突肌的一部分和颈部的其他肌肉。第二个点更难触诊或牵伸，它在下颌角后面、耳朵下面、胸锁乳突肌前面。

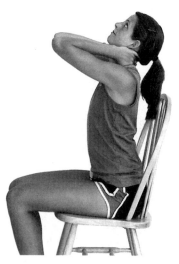

图 8.14　手置头后牵伸

颈后部的中、深层肌肉：头半棘肌、颈半棘肌、多裂肌和
旋转肌

本节的资料主要基于临床经验以及 Travell 和 Simons 的工作。

位置。颈后肌肉构成了在斜方肌下方和脊柱周围的大部分中层
和深层肌肉。它们沿着头骨后部、上颈椎和肩胛带向各个方向穿
行。考虑到这些肌肉的数量和位置，我们将仅说明它们的主要触发
点和疼痛转移模式（见图 8.15）。

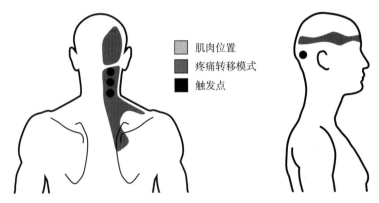

图 8.15　颈后肌肉的位置、疼痛转移模式和触发点

疼痛转移和症状。这些肌肉中的触发点可引起眼睛上方像箍紧
了头带般的疼痛感以及头后部压痛感。它们可引起头痛，激惹头后
部、颈部和肩部，能使枕神经受卡压，导致枕神经痛，是颅底枕神
经的应激源。颈部受到刺激的神经也经常会刺激这些肌肉。对于颈
部长的人，这些肌肉容易受到刺激。这些肌肉的张力会限制颈部的
前屈和旋转。

动作。这些肌肉的作用主要是旋转、稳定头颈部和促进头颈部
向后仰。

问题解决。以下提示可以帮助消除颈后肌问题的诱因或维持因素。

- 避免趴着或侧身阅读及看电视。
- 颅底部冰敷可以帮助镇静受激惹的枕神经（见第 10 章和第 12 章）。
- 避免头前伸姿势。在进行打字、计算、阅读、写作、缝纫或演奏音乐等活动时，请勿将头部向前伸。试着把枕头放在大腿上，或者使用阅读架或琴谱架，使正在使用的物品更接近身体。牵伸颈后肌对于恢复、平衡头部姿势很重要。
- 谨防跌倒、挥鞭样损伤和该区域的创伤。
- 避免穿戴可能刺激或收缩这些肌肉的衣领太紧的衣服和帽子。
- 调整眼镜。如果你的眼镜镜片倾斜或度数不合适，请对其进行调整，这样你就没必要向前伸脖子了。
- 关节疾病（包括关节炎、其他炎症性疾病和神经的问题）会导致这些肌肉经常受到刺激。
- 治疗抑郁症状。抑郁症会使这个肌肉群受到刺激，可能是因为抑郁症患者倾向于没精打采地耷拉着肩。经常处于这种姿势，会导致胸肌也经常绷紧，因此这也需要关注并处理。
- 布置符合人体工程学的电脑工作台（参见第 4 章的图 4.6）。
- 入睡时适当支撑头部，避免头部向后倾斜。保持头部水平、中立和平衡。

松解、放松、牵伸和运动。通过以下练习牵伸颈后肌肉，此外，牵伸胸大肌也有帮助。请记住，所有牵伸练习和锻炼均应获得你的医疗保健提供者的允许，尤其是如果你有已知的健康问题或状况。

練习 低头的坐姿

　　坐在舒适的椅子上并向前倾。头部向前弯曲，将单手或双手轻轻放在头顶，吸气时向下看，呼气时将下颌轻轻拉向胸部。让头部下沉，背部得到轻柔牵伸（见图8.16）。如果能在进行温暖的淋浴时做，感觉会特别良好。为了牵伸旋转的肌肉纤维，需要向下看，每次向一侧肩部略微旋转下颌，同时用手在头顶部轻轻施加压力。力道需要温柔。如果你对牵伸敏感或患有颈椎功能障碍，应该向你的医疗保健提供者咨询替代方案。只需将眼睛向你想牵伸的方向移动就可以活动颈部，所以有许多不同的牵伸方法和难度等级。

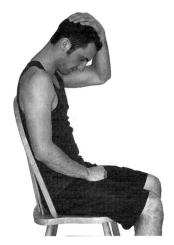

图8.16　低头的坐姿

头夹肌和颈夹肌

本节中的资料主要基于临床经验以及 Travell 和 Simons 的工作。

位置。夹肌位于斜方肌和半棘肌下。头夹肌从上胸椎和下颈椎延伸至颅底。颈夹肌附着在头下方的椎骨上，向上缠绕在头夹肌周围，附着在椎骨的外侧部（见图 8.17）。

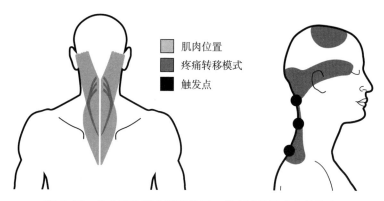

	肌肉位置
	疼痛转移模式
	触发点

图 8.17 头夹肌和颈夹肌的位置、疼痛转移模式和触发点

疼痛转移和症状。这些肌肉中的触发点会引起眼后和颈角（肩膀和颈部连接在一起的地方）的疼痛，还可能引起头痛、颈痛和视力模糊。

动作。这些肌肉的主要作用是旋转颈部和使颈部向后弯曲。

问题解决。以下提示可以帮助消除夹肌问题的诱因或维持因素。

● 避免头部旋转和处于略微向上倾斜的位置。在没有适当的枕头支撑的情况下睡觉，头部向后弯曲或在处于不佳的位置时旋转，把头放在沙发扶手上，或坐在地板上把手臂放在膝盖上并略微向上看时，都可能发生这种情况。

● 拉动砝码或绳子时，请小心不要转动头部或把头部向前伸。

● 挥鞭样损伤可导致这些肌肉出现问题。

- 按照人体工程学原则设置电脑工作台，特别注意避免头一直转向一侧，费力看摆放位置不佳的屏幕或文件时可能会出现这种情况。
- 音乐家应避免不佳的或对肌肉造成刺激的头位。
- 低温会刺激这些肌肉，必须注意保暖。
- 颈椎和胸椎关节功能障碍可诱发夹肌触发点。

松解、放松、牵伸和运动。对这些肌肉的牵伸类似于上文提到的用于锻炼颈后肌肉的坐位低头牵伸。

练习 \ 下颌向肩低头旋转牵伸

在这个练习中，将手放在后脑勺上，轻轻旋转面部，将下颌拉向同一侧的肩膀。在无痛范围内向两个方向拉伸（见图 8.18）。

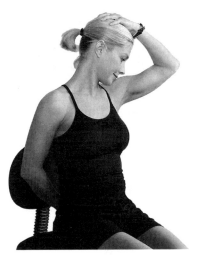

图 8.18 下颌向肩低头旋转牵伸

枕下肌：颅骨后部以下的肌肉

本节中的资料主要基于临床经验以及 Fernández-de-Las-Peñas、Alonso-Blanco、Cuadrado、Gerwin、Pareja、Simons 和 Travell 的工作。

位置。枕下肌包括几块小肌肉，分布在颅底的不同方向（见图 8.19），枕下肌的问题是头痛的常见原因。枕下肌位于其他几块肌肉的深处，因此很难触诊，枕下肌出问题后会出现从颅骨底部向上、从耳朵到眼睛的放射性疼痛。

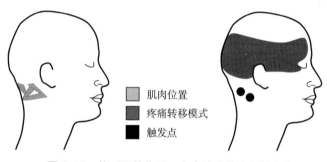

图 8.19　枕下肌的位置、疼痛转移模式和触发点

　　肌肉位置
　　疼痛转移模式
　　触发点

疼痛转移和症状。这些肌肉出问题后会造成颅底不适，当后脑勺靠在枕头上时会出现疼痛。这些肌肉的问题会导致头痛，限制向下看的角度，使耳朵朝向同侧的肩膀移动，或者倒车或检查盲区时转动头部才能看得足够清楚。

动作。这些肌肉也能移动头颅，可以使头部后仰、旋转并向两侧倾斜。

问题解决。以下方法可以帮助纠正枕下肌的问题。

● 调整姿势：如果你无精打采但不想一直盯着地板，你会长期收缩这些小肌肉来平衡你的眼睛和头部。在尝试了"快速调整姿势的方法"（见第 4 章）后，你可能需要进一步练习下文中描述的"收下颌"方法，以帮助调整头部。根据需要调整睡眠姿势，因为枕下肌疼痛的人会发现仰卧不舒服。

- 避免任何需要长时间向上看、旋转头部或将头部置于不利位置的事情。看电影或戏剧时不要坐在前排。不要抬头工作，例如在天花板上作画。甚至用杯子喝水时反复低头也可能会刺激这些肌肉。
- 避免佩戴三焦眼镜或倒置双焦眼镜，因为佩戴这类眼镜时需要进行幅度微小的头部运动，这会刺激枕下肌。
- 请确保电视或电脑屏幕的位置不要太高。
- 低温会刺激这些肌肉，尤其是在晚上。可以戴上围巾，改变空调通风口的方向，或者把扎着的头发放下来。

松解、放松、牵伸和运动。由于位置和连接关系的特殊性，只有经过培训的专业人员用特殊的手法才可以区分枕下肌和颈后肌，并进行专业治疗。通常枕下肌的问题会累及颈椎，也需要治疗。进行治疗时专业人士可能会选择让你运用以下锻炼方法来拉伸枕下肌。你也可以坐着做"滚动点头"练习来运动这些肌肉，确保做的时候低下头。

练习 \ 收下颌

采取坐位或站立位时，保持舒适和平衡的中立姿势，向后向上缩下颌，就好像挤出双下巴的样子，同时模拟提升和拉伸头后部的感觉。很多人通过用手推下颌做这个练习，但是这会加重下颌负荷，我更喜欢用我的想象，或者轻轻地向上和向后按压鼻子下方部位（见图 8.20）。

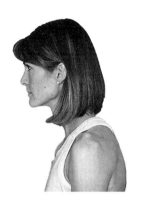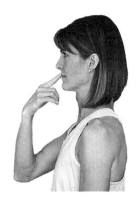

图 8.20　收下颌

练习 ╲　松解、放松枕下肌

　　物理治疗师可以使用手法神奇地松解、放松枕下肌。因为我接受了如何使用手法松解、放松枕下肌的训练，我十几岁的女儿在度过了漫长的一天后希望我给她进行这个手法操作。这种松解、放松可以减小颅骨底部的张力，当与温和的拉伸结合时，感觉非常像头部漂浮在海浪上并漂向大海深处。这样的处理虽然温和但很有效。

胸大肌（"无精打采的肌肉"）

　　本部分的资料很大程度上是基于临床经验以及 Travell 和 Simons 的工作。

　　位置。胸大肌是胸部的主要肌肉。胸大肌是最大且最接近胸部表面的肌肉，附着于胸腔中部的胸骨，并聚集成附着在上臂的束带（见图 8.21）。

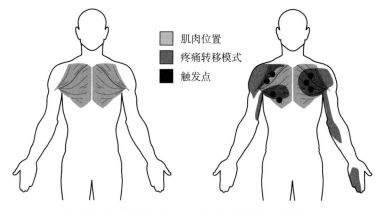

图 8.21　胸大肌的位置、疼痛转移模式和触发点

疼痛转移和症状。该肌肉群出问题会导致胸痛、肩痛、手臂疼痛和手指疼痛。乳房可能会酸痛或乳头感觉过敏，导致穿胸衣或衬衫不舒服。这些肌肉能够间接导致中背部疼痛，因为紧绷的胸肌会拉扯背部。这些肌肉甚至会引起类似于心脏病的症状。反之，这些肌肉也可能因心脏病而被刺激。对任何胸痛进行适当的评估都是至关重要的。

动作。胸大肌的主要作用是能让手臂靠近身体两侧，将手臂伸过胸部，并将手臂向内旋转。当这些肌肉紧绷时，会牵扯肩膀，导致圆肩体态和头前伸的姿势。

问题解决。以下建议可以帮助纠正胸大肌的问题。

● 改善姿势。如果习惯垂头丧气、无精打采的样子，可以回顾第 4 章中概述的步骤。

● 不要侧卧，这会缩短侧睡侧的胸肌群，尤其是大多数人会让手臂落在胸前，这也会缩短胸肌群。仰睡时不要双手交叉紧贴身体或触碰脸。我经常能通过看一个人哪一边的肩更下垂或更圆判断出其睡觉时向哪一侧侧卧或者睡觉时是否双手交叉紧贴身体。如果必须侧睡，试着把枕头放在肋骨的下方，为肩膀创建一个空间，如第 4 章所述，并将手臂放在枕头上，避免因为重力使得手臂在身体前方内收并越过身体中线。

- 通过扩胸运动、采用良好的姿势和适当的牵伸来放松和拉伸胸大肌。有时手臂会产生肿胀，这可能由于该肌群的纤维压迫淋巴结而引起，如果肌肉放松并拉长，这种情况可得到改善。
- 避免提重物、持续性动作或伸手够物的动作，如修剪树篱、使用链锯或驾驶船只。

松解、放松、牵伸和运动。当侧举手臂与肩平齐时，可以很容易地触诊到胸大肌。仰卧时，做这个动作最舒服。将拇指放在腋窝前部，其他手指放在腋窝内侧前部，轻轻地将手指按在一起，感觉触发点和张力。有几种方法可以牵伸、放松和锻炼胸大肌，包括下面的练习和之前描述的"放松转动肩膀"练习。

练习 ＼ 蝶形牵伸

舒适地躺着，把手指交叉在头和脖子后面，这样肘部就像蝴蝶翅膀一样张开。然后将手肘向后朝向床，直到感觉胸部得到轻微牵伸（见图 8.22）。如果你有肩膀或任何其他相关的问题，请咨询你的医疗保健提供者。

练习 ＼ 手放背后牵伸

这是我在电脑前工作或拎物品后最喜欢使用的牵伸运动之

一。它结合了手臂和胸肌的拉伸。站立时，双手放在背后，手肘保持伸直。有些患者身体太紧了，手臂无法伸直，这样也可以，只要能感觉到胸肌和手臂的前面被轻微地牵伸（见图8.23）。你可以通过牵伸胸部使肩胛骨相互靠近来加强拉伸（就像你在肩胛骨之间夹着一个橙子，见图8.23）。

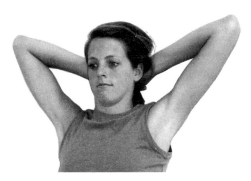

图 8.22　蝶形牵伸

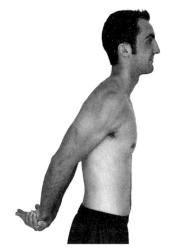

图 8.23　手放背后牵伸

纤维肌痛

纤维肌痛是非常令人沮丧的，其在 TMJ 疾病患者中很常见。患有纤维肌痛和其他肌肉疾病的人可能看起来健康和正常，这可能导致他们的家人、朋友甚至医疗保健提供者认为这些问题"都存在于他们脑中"。

纤维肌痛的字面意思是指肌肉和其他纤维组织的疼痛。根据美国风湿病学会的说法，"纤维肌痛是一种临床综合征，定义为慢性、广泛的肌肉疼痛、疲劳和压痛。许多患有纤维肌痛的人还会出现其他症状，如疲劳、头痛、肠易激综合征、膀胱易激综合征、认知和记忆问题（通常被称为'纤维雾'）、TMJ 紊乱病、骨盆疼痛、不宁腿综合征、对噪声和温度敏感以及焦虑和抑郁。这些症状的强度各不相同，比如纤维肌痛的疼痛程度会随着时间的推移而变化。"包括纤维肌痛专家 Devin Starlanyl 博士和 Copeland 在内的许多人认为，患有这种疾病的人的神经系统会过度工作，导致该患者对气味、声音、灯光、疼痛、压力、温度波动和振动过度敏感。

根据美国风湿病学会的数据，纤维肌痛影响着 2%~4% 的人口。据估计，75% 的纤维肌痛患者的 TMJ 也有问题。因为 18% 的 TMJ 疾病会发展为纤维肌痛，你需要了解这是一种重要的综合征。它对女性的影响大于男性。

要确诊纤维肌痛，在排除纤维肌痛的其他可能的原因后，通常必须满足 2 个标准。

（1）身体 4 个象限都有广泛的疼痛，持续至少 3 个月。

（2）当用拇指或示指按压图 8.24 中所示的 18 个指定区域时，

至少有 11 个区域感到疼痛（不仅仅是压痛），这力量足以使你的甲床发白或变白。

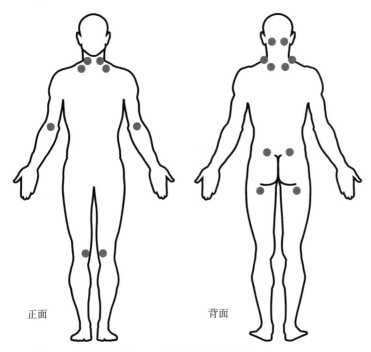

正面　　　　　　　　　　　　背面

图 8.24　纤维肌痛的疼痛点

纤维肌痛患者在确诊前症状已经持续 5 年的并不少见。纤维肌痛被归类为关节炎的一种形式，专门研究纤维肌痛的风湿病学家应排除化学物质或激素失衡以及其他重要的问题。

根据一流的神经学家、疼痛专家 Robert Gerwin 博士的说法，纤维肌痛和肌筋膜疼痛是世界范围内的一种常见的症状。难题不在于诊断病情，而在于确定引起疼痛的潜在原因和制订适当的治疗计划。根据 Gerwin 博士的说法，结构性的原因包括脊柱侧凸、关节活动不足和关节过度松弛；代谢方面的原因包括铁的消耗、甲状腺功能减退和维生素 D 缺乏。有时纠正这些潜在原因就能够缓解疼痛。

患有纤维肌痛和肌筋膜疼痛的人可以通过学习本书中所教导的健康习惯而受益；然而，所有患者在开始运动、拉伸或实施触发点治疗计划之前都应该咨询医生，因为他们的肌肉和组织对压力和拉伸都非常敏感，而且每个人的情况都是不同的。

总结

现在你知道了肌肉和结缔组织问题（称为肌筋膜疼痛和功能障碍）可以导致持续性的头痛、颈痛、下颌疼痛以及 TMJ 相关疾病，让我们回顾一下其中的一些要点。

（1）肌筋膜疼痛可能是导致头颈部以及下颌疼痛和功能障碍的最常见和最容易被忽略的原因之一。

（2）即使是接受过肌筋膜疼痛治疗专业训练的执业医师，也往往会忽视帮助患者识别和消除病因及危险因素，这往往会导致病情短期缓解但疾病需要重复治疗。

（3）本章可以帮助你了解一些引起症状的可能原因，使用工具来消除或改变那些能加剧疼痛和功能障碍的有害习惯。

（4）与医疗保健专家讨论哪种类型的运动和牵伸计划最适合你。

（5）纤维肌痛患者常患有 TMJ 相关疾病。

（6）列一个改变清单。使用表 8.2 作为指导，此表中包含假设的示例。

表8.2 改变清单：照护好你的肌肉

有害的习惯	健康的习惯	改变
我有耳痛，但耳鼻喉科医生和TMJ专家说我的耳朵和下颌关节良好。耳痛也许是因为晚上嚼口香糖、咬指甲或磨牙引起的	减轻耳痛和关节痛；消除咀嚼口香糖和咬指甲等有害习惯	我会买可溶解的爽口片，而非口香糖 我会剪掉指甲，涂上干净、有酸味的指甲油 我会消除引起翼外肌、咬肌、胸锁乳突肌和翼内肌的问题的潜在有害习惯 我会与我的TMJ牙医讨论颌垫问题
我有枕部疼痛和颞部疼痛，这可能是由于我的斜方肌和胸锁乳突肌的触发点所引起的。我总是侧睡以及无精打采地耷拉着肩	我会建立健康的睡眠习惯和保持良好的平衡姿势，尽量使肌肉健康、相对无痛	我会仰卧睡觉 我会消除所有潜在的易于激发这些肌肉的触发点的有害习惯 我会使用背部支撑物和便利贴来提醒我纠正我的各种站姿、坐姿和卧姿 在消除医生对我的顾虑后，我会与物理治疗师合作，设计、制订锻炼计划
我有多处肌肉疼痛，我睡眠不好，有类似于本章所列的代谢问题和营养缺乏史	我会采取良好的姿势和进行肌肉锻炼来减轻肌肉疼痛；改善睡眠的质和量，并维持正常的代谢和营养水平	根据第4章的内容，我会建立健康的睡眠习惯 我会安排我的年度体检，并与我的医生讨论我的代谢和营养问题

9

第七步：照护你的关节盘和韧带结构

让我们快速回顾一下颞下颌关节中关节盘和韧带结构的解剖。我们双侧颞下颌关节都有一个关节盘，其由一种坚固而有弹性的纤维状的垫子构成，形状有点像甜甜圈，中间有凹陷而非洞。关节盘有助于支撑、保护和稳定关节。虽然下颌中的关节盘类似于隔开关节骨骼的软骨，但其更加活跃和富于动态变化。它靠韧带、关节囊和软组织附着在关节的上下骨骼之间，独立于骨骼运动。关节盘就像移动的减震器，有助于稳定、隔开并保护上下骨骼使其免受摩擦。

试想，你的下颌骨是一块游离的骨头，它依赖于许多结构来固定它的位置。颞下颌关节的结构像绳索或滑轮装置一般，周围的韧带可以限制关节的运动，软组织结构有助于固定和稳定颞下颌关节。我们的颞下颌关节有一些韧带、支持带和连接结构。在本章中，我们将主要关注关节前后的支持带。在前部，前带将关节盘连接到关节囊上，翼外肌上头也连接在此。位于颞下颌关节后方、被称为"双板区"的血管区域的支持带为后带，其上下部分被称为上下盘后区。

当你张嘴时，下颌会滚动，然后向前滑动。关节盘也会移动，后带有助于阻止关节盘向前移动过远。如果这些结构松弛或损坏了该怎么办？对于你的下颌，真正松弛或损坏的结构可能难以或不可能完成将关节盘固定在位的工作。我们将在本章的第二部分更深入地讨论这个问题。

随着年龄的增长，软骨和关节表面通常会磨损，软骨甚至会完全分解。这可能导致关节问题和骨骼退化。虽然颞下颌关节骨骼的软骨衬里有一定的愈合能力，但当你张开或闭上嘴时，不均匀的磨损处和骨刺会发出类似沙砾的沙沙的声音，这些声音通常是你下颌关节表面磨损的迹象。韧带承受的过度负荷或张力可能是导致其退化的原因。根据 Rocabado 和 Iglarsh 的说法，韧带断裂可能导致关节移位，并损坏周围结构。在本章中，我们将讨论我们无意中使韧带结构及关节超负荷和被拉松的行为，以及如何消除这些有害习惯。

关节盘

通常，当你张开嘴时，你的下颌会像铰链一样摆动或旋转，然后向前滑动或平移（见图9.1）。关节盘在髁突顶部和颞骨之间移动，防止它们在一起摩擦。有一些韧带有助于控制关节盘的运动，其中包括位于关节盘前的前带和翼外肌上头，以及位于关节盘后的后带（称为上盘后区）。这些我们称之为后带的韧带结构，将关节盘连接到关节后部的颞骨上，并像皮带一样帮助控制关节盘向前的运动。

关节盘移位或脱位

颞下颌关节可能是身体中最复杂的关节，这很大程度上是因为

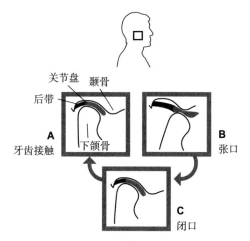

图 9.1   张口和闭口时，颞下颌关节盘的正常运动

颞下颌关节盘也在移动。这就增加了复杂性，也增加了出错的可能性。不幸的是，关节盘有时会误入歧途，常常导致疼痛和功能障碍。本章下一节将讨论一些主要的关节盘移位类型和一些最常见的原因。

当牙齿接触时，关节盘应位于髁突顶部，接近 12 点钟位置。如果关节盘在静止或正常运动时不在其应该处于的位置，这种情况称为关节盘移位或脱位。关节盘可以向多个方向移位，但最常见的关节盘移位方式是过度向前（前侧）和向内（内侧）移位（见图 9.2）。脱位的关节盘移回正确的位置称为复位。如果脱位的关节盘不能复位，它会保持移位状态并可能导致你的下颌卡住而张口受限。

当关节盘移位时，它不能正常工作，也不能像正常时那样完全保护颞骨和下颌骨。移位的关节盘移动或脱位时也会导致咔嗒声、疼痛以及周围许多肌肉和结构的问题。瑞典 Annika Isberg 教授（与

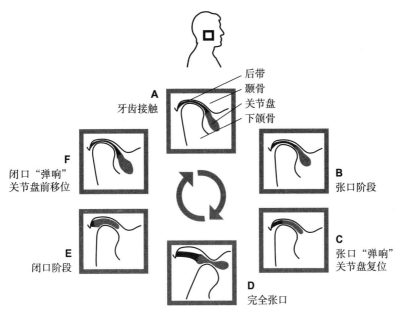

图 9.2　张口和闭口时关节盘前移位及复位（交互性弹响）

Widmalm 和 Ivarsson）的一项研究表明，当关节盘移位时，周围的
肌肉会受到高度刺激；但当关节盘复位时，肌肉会恢复正常。

关节弹响

根据美国国立卫生研究院的数据，下颌弹响声在普通人群中
相当普遍。事实上，大约 50% 没有任何症状的人也报告说有一
些颞下颌关节发出的声音，而当他们张口时下颌会发生偏移。然
而，Rocabado 和 Iglarsh 指出，"由于颞下颌关节是一个无摩擦的
关节，任何关节声响都应该提醒临床医生（或让你意识到这种可能
性）：滑膜关节有故障。"就我个人而言，如果我有 TMJ 的异常响
声或偏移，我会把它作为一个早期预警信号，并有动力阅读这本

书，用健康的习惯取代有害的习惯。

有时，当你张开嘴时，你会听到很大的声音。我有一些患者认为这很酷，他们会反复做这件事。请不要这么做！Rocabado 和 Iglarsh 将这种事件归类为"关节高速创伤"，并报告这是由关节排列异常引起的。他们将挥鞭样损伤归为同一类，并表示如果 TMJ 的异常排列得不到解决，最终将导致关节疾病。

与关节盘相关的最常见的下颌异响是弹响声，如果没有特殊设备很难听到。弹响声最常见的原因是前移位的关节盘复位。这意味着关节盘在静止时向前移位或位于髁突前方。如果是交互性弹响，张口时，关节盘移回髁突顶部，就会发生张口弹响。这被称为可复性关节盘前移位，因为关节盘起始位于髁突前方位置，但在张口时又回到原位。闭口弹响发生在闭口过程中，关节盘向前滑离髁突时。有时很难听到弹响声（见图 9.2）。通常，张口时越晚听到弹响声，你的关节状况就越令人担忧，你的关节可能越接近张口受限。

张口受限

张口受限有几个原因。最常见的原因是不可复位的关节盘前移。这意味着关节盘在髁突前方太远，不会像弹响模型中那样滑回原位。如图 9.3 所示，关节盘被推至髁突前方。当这个人试图张开嘴时，关节盘会造成妨碍。这就阻碍了嘴巴张开。颞下颌关节出现疼痛和弹响声很常见，然后弹响声突然停止，甚至可能疼痛很轻微或没有疼痛，但此时活动受限。这可能表明下颌已经卡住、受限，应该尽快评估这种情况。根据 Kraus 的研究，如果关节盘移位，下颌的左右移动可能会使关节盘重新复位。然而，如果你觉得下颌卡

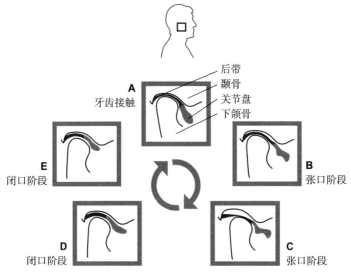

图9.3　张口和闭口时不可复位的关节盘前移位

住了，你应该尽快咨询 TMJ 专家。

虽然有些人在关节盘前移位时最终也能够完全张口，但是，这不是我们想要的解决方案。这会拉松并损坏后带。更糟糕的是，如果两块骨头之间没有关节盘的保护，附着带和关节面可能会磨损。这最终会导致慢性 TMJ 紊乱病（见表 9.1）。所以，如果你的下颌张口受限，不要强迫它张开。无法缓解的下颌卡住受限就可能需要手术。

通常情况下会出现一系列症状，从关节压痛开始，先是偶尔发出弹响声，继而持续发出弹响声，最后出现急性或突然的张口受限。如果关节长时间处于张口受限状态，关节组织和结构可能会受损，最终可能导致退行性关节炎（见表 9.1）。

表 9.1　张口受限常见的进展过程

阶段	症状
阶段 1	关节盘与通常应位于髁突顶部的位置相比，轻度前移（前方）和内移（内侧） 偶尔发出弹响声（可能存在也可能不存在） 轻微疼痛或无疼痛
阶段 2	关节盘前移（前方）和内移（内侧） 在张口初期和闭口末期发出弹响声 严重的持续性疼痛
阶段 3	张口末期和闭口初期发出弹响声 最疼痛的阶段
阶段 4	几乎无弹响，因为关节盘已经不再回到原来的位置 无疼痛

张口过大

虽然有些 TMJ 紊乱病患者需要提高张口的能力，但我的经验是，更多的患者需要适当限制张口。你的嘴应该张开到什么程度？根据美国口面部疼痛学会的说法，你应该限制下颌张开（打哈欠等）。一般来说，上下门牙之间张开的距离约为非优势手的 2 个手指宽度，而当张开的距离达到 3 个手指宽度时，则后带被拉长到几乎其长度的 100%。张口超过这个范围会被认为是过度张口，可能会导致支撑关节盘的韧带结构受损并失去作用，最终导致关节盘移位。你不应该经常张开你的下颌超过 2 个手指宽度，除非做 TMJ 专家规定的运动。

我上大学时认识的一个年轻人可以把整个拳头放进嘴里。真是难以置信。随着我对下颌以及过度张口引起的问题有了更多的了解，我想到了他，希望他为了自己的下颌，不再以这种方式来娱乐。

如果你不想把手伸进嘴里，你可以用我所说的"舌头法则"来代替。当你打哈欠或张大嘴巴时，保持舌尖贴在上腭。这为你提供了一个防止自己张口过大的标准，而不需要把手伸进嘴里来测量张开的程度。

以下是我们会过度张口的原因以及解决问题的方法。

- 打哈欠时，保持舌头贴在上腭，以免张口过大。你也可以试着在打哈欠时把手放在下颌下方，告诉自己什么时候该停下来。

- 不要大喊大叫。通过鼓掌、吹口哨或做个手势代替大喊大叫来为某人加油。

- 避免咬体积大的食物，比如大汉堡包。试着把它们切成小块，或者先吃上半部分再吃下半部分，并小心咀嚼。

- 告诉你的口腔医生你的下颌问题、你对过度张口的担忧，以及你需要在口腔医生的椅子上多次休息以防止张口时间过长。避免长时间的牙科手术。必要时，将整个牙科操作程序分为多次约诊处理。大多数口腔医生都会很随和。当压力作用于底部牙齿时，将手放在下颌下方，以使下颌的肌肉和韧带避免受到过大的机械应力。

- 手术前告诉麻醉师你的下颌有问题。如果你在手术过程中失去知觉，工作人员通常会拉住你的下颌，然后插管（将一根管子插入你的喉咙），以使你的气道在手术过程中保持通畅。这可能会刺激你的下颌，迫使你的下颌长时间张开。做过多次手术的人可能更容易患下颌问题。

- 亲密动作（如某些类型的亲吻）会给颞下颌关节和下颌肌肉带来巨大的压力。向你的伴侣解释这一点，并据此调整处理。

- 潜水会迫使你的下颌长时间保持张开。

● 呕吐不是下颌最常见的活动。虽然大多数呕吐无法避免，但贪食症患者和妊娠妇女尤其容易出现下颌问题。如果你有贪食症，请寻求帮助。妊娠期间可与你的医生讨论止吐的措施。

其他关节盘功能障碍

关节盘问题不仅是由关节盘移位引起的。创伤和异常负荷会导致关节盘移位、扭曲、损坏，从而导致磨损和撕裂。如果没有关节盘提供的缓冲和保护，光滑的骨骼表面可能会变得凹凸不平、出现磨损。这些骨质变化被称为退行性改变或骨关节炎。物理治疗、咬合板、手术，以及本书中建议的健康习惯，只是帮助将关节盘恢复到正确位置并稳定其功能的几种工具。

你需要记住，即使关节盘恢复到其正确的位置并恢复正常功能，其他部分也很容易继续"跛行"或出现故障。某些肌肉和结构可能失去平衡，习惯于以错误的方式工作。记住，如果你因为髋关节问题跛行多年，然后通过手术修复髋关节，你可能仍然跛行，即使关节问题不再存在。你可能需要重新学习如何不跛行地走路。下颌问题也是如此。我治疗的大多数头、颈和下颌有问题的人都不能直接张开下颌，他们必须重新学习如何以平衡、平滑和完全对齐的方式使用下颌。重要的是，下颌的肌肉需要以协调的方式工作，以便所有相关的结构都能正常工作。

你能如何改善关节盘功能

创伤或关节长期受压（如趴着睡觉）可能会损坏下颌的关节盘。然而，健康、平衡的运动对关节和关节盘的健康至关重要。但是你怎么知道你的关节是否平衡呢？检查关节和肌肉是否平衡的一种方法是在镜子中观察自己的下颌张开和闭合。一个正常的、平衡的下颌通常以垂直的方式打开和关闭。

如果你的颞下颌关节有问题或肌肉不平衡，你的下颌可能会偏向一侧，或者张开时会有摆动或弯曲。如果确实如此，你可以通过照镜子进行下颌环转运动来重新训练你的肌肉，这是我在第5章中首先讨论的。在无疼痛和弹响的范围内进行环转运动训练很重要。请记住，关节盘移位、关节囊过紧或关节功能障碍也会导致你的下颌在张开时发生偏移。如果有疼痛、练习困难或颞下颌关节可能卡住的情况，请尽快与 TMJ 专家联系，不要试图推动下颌强制张口。

练习　下颌环转运动

将舌头的前 1/3 放在"定点"上，慢慢张开和合上嘴巴 6 次（参见第 5 章的图 5.1）。动作的质量而非数量很重要，所以最好缓慢做这个练习，在镜子里仔细观察，确保你以垂直的方式打开和关闭下颌。如果没有镜子，你可以在耳朵前面对颞下颌关节进行触诊。当你慢慢打开下颌时，感觉两边的旋转是否均匀。然而，这很难判断，所以如果可以的话，请选择一面镜子。你可能想在你的牙齿上标记一个起点，以确保你的下颌笔直地张开。每天做 6 次这个练习。一个记住训练的简单方法是每天每次洗手时都要这样做，因为洗手间通常会有一面镜子。但是，注意你的姿势，不要贴在镜子上。

当你努力改善你的关节盘功能时，你的目标应该是让你的关节盘保持在适当的位置，保持关节健康，这样当你老了后就不必只吃

软食了。请记住，有几个可能的因素会影响关节盘功能。

- 翼外肌上头的一部分如果附着在关节盘的前部，并且开始痉挛或紧绷，则可能会将关节盘向前拉。肌肉痉挛和失衡会影响关节功能和咬合方式。咬合板和物理治疗经常用于帮助肌肉放松。
- 由于打哈欠、挥鞭样损伤和其他或大或小的创伤，关节盘后带和关节结构可能过度拉伸，或者关节可能过度松弛。你可能会从稳定训练中受益。
- 姿势不良、腿长差异和圆肩可能会影响下颌的姿势和位置，并对其他肌肉产生不正常的牵拉。
- 心理和生理压力可能会激活触发点并使肌肉紧张，这会对你的颞下颌关节产生不利的拉扯和压迫。

所有这些因素以及其他因素都可能引起关节盘问题，应针对每个因素进行处理，以获得长期的益处。

关节、韧带和关节过度活动

支持带、韧带、关节囊和其他结缔组织通过将关节固定在一起并控制其运动，帮助稳定关节，包括颞下颌关节。正常的韧带和组织能绷紧并限制运动，使关节稳定。当这些结缔组织因创伤而受损时（无论创伤大小），或是自然松动或松弛时，你就可能会有关节过度活动的情况。这个术语的意思是，关节很容易超出正常范围活动。当这种情况发生时，关节周围的肌肉必须更加努力地工作以帮助代偿，过度的活动会导致关节产生更多的磨损和撕裂。关节可能会变得不稳定。TMJ 疾病患者经常会出现这种情况。关节过度活动

还会对关节盘的位置产生不良影响。德国口腔医生、教授 Christian
Hirsch 最近的一项研究表明，有 4 个或更多关节存在过度活动的
人，其颞下颌关节出现可重复的交互性弹响的风险更高，这可能表
明存在关节盘移位，但在运动过程中关节盘会复位。

关节过度松弛可导致关节表面磨损和撕裂，并可使周围软组织
拉伤或疲劳。也有研究表明，关节过度活动的人受累关节的感觉反
馈受损了，这可能导致关节遭受严重创伤。

你可能有 1 个或多个关节松弛。创伤性事件（如挥鞭样损伤）
导致颈椎和颞下颌关节松弛是很常见的，经常拉伸或过度使用的关
节可能会出现过度活动。举个例子，正如体操运动员在劈腿时伸展
髋关节可能会出现髋关节松弛一样，当你打哈欠或唱歌时，或者如
果你做过多次手术，你的颞下颌关节可能会因频繁过度张开而松
弛。通常最容易识别出过度活动的关节是肘关节、腕关节、指关节
和膝关节。然而，TMJ 经常出现过度活动。请记住，全身许多关
节松动可能是一种综合征或遗传性疾病的迹象，包括埃勒斯 – 当洛
斯综合征、马方综合征、成骨不全或良性的关节过度活动综合征。

关节过度活动通常是遗传性的，女性比男性更常见。女性激素
可以使女性的关节和韧带变得更加放松，尤其是在妊娠期间或月经
前。关节过度活动的人经常称自己的关节为"双倍关节"，但你怎
么知道自己的关节是不是呢？

你的关节太松了吗？

你可能有 1 个关节太松了，但更重要的是你身体的大部分关
节是否都松了。但你怎么知道呢？根据美国关节炎研究委员会
（Arthritis Research Commission，ARC）的说法，确定你是否存在

关节过度活动的一种方法是尝试下面列出的 5 种动作，文献中称之为"针对 Carter 和 Wilkinson 评分系统的 Beighton 修正量表"（见图 9.4）。

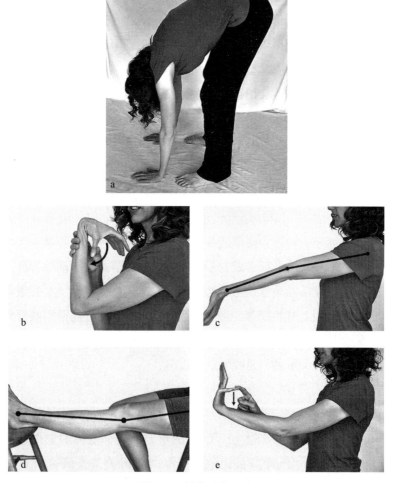

图9.4 关节过度活动

（1）你能把拇指弯曲到前臂的前侧吗（见图 9.4b）？

如果一个拇指可以弯曲到前臂，给自己 1 分；如果两个拇指都可以弯曲到前臂，给自己 2 分。

（2）你能向后弯曲手肘吗（见图 9.4c）？

如果一个肘关节能够过伸，给自己 1 分；如果两个肘关节都能够过伸，给自己 2 分。

（3）你能向后弯曲膝盖吗（见图 9.4d）？

如果一个膝关节能够过伸，给自己 1 分；如果两个膝关节都能够过伸，给自己 2 分。

（4）你能将小指向手背弯曲 90°（见图 9.4e）吗？

如果一个小指能弯成直角，给自己 1 分；如果两个小指都能弯成直角，给自己 2 分。

（5）你能将膝盖伸直并将双手平放在地板上吗（见图 9.4a）？

如果能，给自己 1 分。

在这个修正量表上，你能得到的最高分数是 9 分。根据美国关节过度活动综合征协会（Hypermobility Syndrome Association, HSA）的数据，分数 4~9 分表示你有广泛的关节过度活动。

如果你对上述 5 个问题中的任何一个问题的回答是肯定的，你可能会面临关节过度松弛的风险，这会影响你的颞下颌关节以及身体的其他关节。如果你的大部分关节都松动了，你应该和你的医疗保健提供者谈谈，排除相关的疾病，如果合适的话，讨论一个关于稳定性训练的计划。

你能做什么来帮助稳定关节
ARC 资助的研究证明了锻炼对加强和调节关节周围肌肉的价

值，这些肌肉包括你的脚、膝盖和臀部的肌肉，因为它们会影响你的姿势和颞下颌关节。这些练习需要根据你的具体健康问题进行定制，这不在本书讨论的范围内。

总结

我们的颞下颌关节是非常复杂的关节，包括许多工作部件。你现在应该对关节盘、韧带和其他结构的功能以及当它们不能正常工作时会产生什么后果有一个基本的了解。

（1）关节盘、韧带以及支撑关节盘和关节的结缔组织保持健康和结构完好是很重要的。

（2）关节过度活动会使 TMJ 不稳定，容易出现问题。

（3）创伤、频繁或长时间张口会损坏关节结构。

（4）为自己制定一份改变清单。表 9.2 包含假设的示例。

表 9.2　改变清单：照护你的关节盘和韧带

有害的习惯	健康的习惯	改变
当我张大嘴（例如打哈欠或者吃很大的三明治）时，会感到疼痛和听到明显的响声	我会尽量把张口限制在非优势手 2 个手指宽度以内，并让我的下颌停止发出弹响声	打哈欠时，我会把一根手指放在下颌下方 我将在无疼痛、无弹响的范围内练习垂直张口、进行下颌环转运动训练 我会把大的食物切成小块食用
每次趴着醒来时，我的下颌都会绞索	我会仰卧或侧卧。在专家的帮助下，我将确定下颌卡住的原因	我会在睡衣前面缝一个球以防止我趴着睡觉 我将与 TMJ 专家见面讨论，以决定我的行动方针 我将建立本书中介绍的健康的 PoTSB TLC 习惯

有害的习惯	健康的习惯	改变
根据 Beighton 修正量表，我认为自己有"双倍关节"，可以完成所有 5 个过度活动的动作	我想增加关节的稳定性	我将与我的医生见面，排除任何相关原因，并询问物理治疗师有关关节的保护和稳定计划事宜

10

第八步：缓解头痛和颈痛

让我们聊聊患者 Hannah 的故事。

Hannah：不想再头痛

Hannah 是一名专业且优秀的白领，她每天都有严重的头痛。头痛使她无法专心开车及工作。她尝试了许多治疗方法和药物，但最终被转诊至一个地方性头痛中心，在那里，医生对她进行了 2 个小时的问诊，并安排了许多检查，包括全套血液检查、激素水平检查、过敏原测试、超声检查及睡眠监测。检查结果显示，一些食物引起的过敏可能导致了她的头痛，因此医生建议 Hannah 记录症状日记来明确这些食物，并避免摄入此类食物。然而，这样的治疗方式并没有完全解决 Hannah 的问题。她仍然每天头痛，于是，她又被转诊回物理治疗诊所进行评估及治疗。

另一位物理治疗师由于治疗效果不佳，将 Hannah 转诊至我的门诊。这位物理治疗师评估了 Hannah 的颈部肌肉紧张的问题，经过对此问题的处理后 Hannah 的颈部活动范围有了改善，但他并未评估下颌或本书前面讨论的一些不良习惯的问题。

我评估后认为 Hannah 有吐舌及吞咽方式不正确的问题。此外，她还存在胸大肌紧张、头前伸、俯卧睡姿、每日携带的手提包过重、电脑与鼠标摆放位置糟糕的问题。我向她指出了这些问题，包括肌肉与筋膜的紧张，并向她介绍了本书中讨论的一些理念。

Hannah 改变了不良的坐姿、站姿与睡姿，并处理了她的肌筋膜触发点。3 次治疗后，她的头痛情况得到了50% 的缓解，头痛频率从每天 1 次减少为每周 1 次。随后我为她添加了加强心肺功能的治疗计划，同时建议她继续改变一些不良姿势，如看电脑屏幕时的不良角度、处理文档时的姿势、看电视时的不良角度。又进行了 4 次治疗后，Hannah 的头痛得到了 75% 的缓解。然后我给她设计了力量训练及稳定性训练的计划。11 次治疗后，她已经有 27 天未发作头痛，她顺利出院，并进行自我管理。

每个人一生中几乎都有过头痛的经历，但一部分人的头痛发作频繁，使他们感到虚弱乏力。诊所内所见存在头痛、颈痛或两者皆有的患者，大多存在与下颌运动或咀嚼相关的肌肉问题。本章内容主要着眼于这些相关的问题及其处理方式。

头痛

根据美国国立神经系统疾病与脑卒中研究所（National Institute

of Neurological Disorders and Stroke，NINDS）的数据，超过 4500 万美国人患有反复发作的慢性头痛。大约 90% 的头痛可归为紧张性头痛——由头部、颈部、下颌和（或）肩部的肌肉紧张引起。其他类型的头痛包括偏头痛和丛集性头痛。

什么原因引起了你的头痛？

寻找头痛的病因对于头痛的长期缓解至关重要。排除那些罕见而严重的病因以后，头痛通常归结为一系列诱发因素的总和，这些因素不断堆积，成为俗话说的压死骆驼的最后一根稻草。紧张性头痛是最常见的头痛类型，是由头部、颈部、下颌和（或）肩部的肌肉紧张引起。那么是什么原因造成了这些肌肉的紧张及易激惹呢？对此，我们需要复习第 8 章中所阐述的所有与头痛相关的肌肉，并提出一系列消除这些诱发因素的处理方案；此外，我们还需要考虑其他引起头痛的可能原因。由于头痛是 TMJ 疾病患者的常见症状，因此我们需要了解一些常见的头痛的诱发或促成因素。这些因素成百上千，此处仅列举部分。

- 肌肉紧张、易激惹及应力。
- 心理社会应激与情绪压力。
- 不良、不对称的体态或姿势（如懒人姿势、俯卧、携带沉重的背包或公文包、接打电话时用头与肩膀夹住手机等）。
- 睡眠不足、失眠、异常的睡眠模式。
- 饮用含酒精的饮料。
- 缺水、饥饿和（或）缺餐（尤其是不吃早餐）。
- 吸烟。
- 化学物质引起的头痛，如酒精、油漆烟雾、香水香精、清洁剂、杀虫剂等引起的头痛。

● 女性月经周期的激素水平波动以及绝经后的激素变化。

● 哭泣。

● 荧光灯的光线、闪烁的灯光、过强的阳光、电脑的眩光和电视的眩光（若造成困扰可随身准备一副太阳镜）。

● 鼻窦充血或鼻窦压力。

● 神经刺激（有时由不良姿势引起）。

● 部分药物可直接导致头痛，部分药物可引起紧咬牙从而间接导致头痛。

● 天气骤然变化。

● 时差或与时区变化相关的因素。

● 肿瘤或其他病理异常。

● 部分食物，如巧克力、陈年奶酪、坚果、葡萄酒。

● 食物成分，如咖啡因、亚硝酸盐、味精、阿斯巴甜。

● 反跳性头痛，可由每周服用治疗头痛的药物超过 2 次引起。

酪胺在大多数食物中含量不等，其含量可能随着食物存放时间变长而增加，酪胺亦是常见的引起头痛及过敏的原因。美国头痛学会（National Headache Association）列出了一份低酪胺饮食的清单，此清单提供了食物信息，能帮助你避免摄入诱发头痛的可疑食物。

寻求专业评估

虽然由严重病因引起的头痛很少见，但我仍然建议头痛患者先去内科医生或头痛专科医生处就诊，以排除可能的严重病因。根据美国国立卫生研究院的建议，若存在以下症状，须即刻就医评估。

● 突发、剧烈的头痛，性质为爆炸性头痛或"有史以来最严重"的头痛。

- 头部受伤后的头痛。
- 头痛在过去的 24 小时内不断加剧。
- 局限于眼部周围的头痛，伴该眼睛发红。
- 头痛伴发烧、颈部僵硬、呕吐、恶心、麻木、瘫痪、定向障碍、记忆缺失、视力改变或言语含糊。
- 年龄超过 50 岁，近期出现头痛，尤其伴有视力受损及咀嚼时疼痛。

若这是患者第一次出现头痛，或者头痛相比以往更加剧烈或为一种不同类型的头痛，并且头痛影响了正常生活，我也建议患者先至专科就诊以排除严重问题。

有效的工具及治疗

人们头痛时，最先想到以及唯一能想到的，就是服用药物来镇痛。尽管紧急情况下或短期内，服药是有效的镇痛措施，但这并非很好的长期使用方案。镇痛药对症治疗，但无法处理病因，而且口服药物（尤其是长期服药）具有一定的副作用。我的建议是，你能做的不仅仅是服用镇痛药。我想鼓励你在缓解头痛方面做一个积极的参与者。你可以与医生交流从而得到一些有效的建议。最近的一项研究发现，治疗中包括了专业设计的课程并了解了自身的头痛类型、诱发因素及治疗方案的患者，相对于不了解的患者而言，他们的头痛缓解率更高。本书可提供相关信息。

记录症状日记

头痛日记可能是对你最有用的工具了，可以用来追溯头痛或相关症状的诱发因素，有助于以后避免此类诱因。你可以创建一个如表 10.1 所示的表格。在症状日记中，你需要记录并描述每一次头痛或相关症状的发生时间及特征，并记录可能与之相关的饮食、环境或其他因素。

表 10.1 症状日记

日期	开始时间	结束时间	强度：1~10	先兆症状	诱发因素	位置及描述	缓解程度：1~10	评论

写下日期和时间后，记录任何可能提示头痛或相关症状的预警或先兆症状，然后以 1~10 来描述强度，1 为最弱，10 为你能想象的最剧烈的程度。诱发因素包括你的进食情况、睡眠时间、从事的压力性活动等。随后描述症状的部位和性质。头痛是搏动性头痛还是钝痛？你是否感觉头晕或下颌绞索？头痛缓解时，症状是完全消失了，还是持续迁延？以 1~10 来描述缓解程度。评论处可写下任何你认为有效的方式，比如什么因素可缓解你的症状。

通过记录症状日记，你可能会发现一些规律。例如，你可能会注意到，头痛与颈痛经常出现在与 Bertha 阿姨通完电话后，那么疼痛是因为与阿姨通话时你会感到有压力还是因为拿电话的姿势问题？为了回答这个问题，你可以观察一下去这位阿姨家拜访时你是否会感到头痛，或者你和你最好的朋友打 1 小时电话后你是否会感到头痛。这类场景有助于你分析头痛的原因及性质。

就诊时可将症状日记提供给医生，这有助于他们为你解释原因，并帮助你在以后避免类似的诱因。

非药物性治疗方案

除了写症状日记来确定诱因并避免这些诱因以外，我们还提供一些非药物性的治疗方案。

头痛的紧急处理。使用柔软、可重复使用的冰袋可以十分有效地缓解头痛，使用时可用布包裹冰袋，并将冰袋放在脑后。这对缓解由后脑向头部两侧及前部放射的头痛（如枕神经痛）效果显著。有条件的话，我还会建议对上背部进行湿热敷，同时对面部的一侧进行湿热敷、另一侧进行冷敷，对下颌则每隔 5 分钟交替进行湿热敷及冷敷。本章稍后部分将介绍具体操作及注意事项。

治疗你的肌肉。许多肌肉问题会引起头痛症状。可对照第 8 章的表 8.1 来确定症状定位及引起问题的肌肉。此外，一定要保证高质量的睡眠及休息，坚持运动锻炼及牵伸练习，避免不良姿势。受过训练的专业人士可使用很好的手法技术及物理因子治疗来帮助头痛患者恢复肌肉平衡与对称性，这有助于减轻炎症、缓解疼痛。

改变饮食结构。饮食结构亦可能引起头痛，因其中可能有你未知的导致过敏的食物。如前所述，记录症状日记可用来明确这些导致过敏的食物，也可排除你既往印象中会诱发头痛的食物。与医生商议后，可将这类诱发症状的食物或添加剂从饮食中去除，持续 2~4 周，观察症状是否缓解；随后每次增加一种可疑食物，观察是否出现头痛或有症状加重的情况。一旦你明确了哪些食物会引起或加重头痛及不适症状，你就可以长期避免进食这些食物。

颈痛

我们的颈部十分重要！它支撑头部，保护脊髓以及气管、食

管，几乎可向任意方向旋转。事实上，每年人群中约有高达 70% 的
人主诉颈痛。我的经验是，大多数 TMJ 疾病患者都存在一定程度的
颈痛。

头痛、颈痛与下颌疼痛通常相互关联。下颌的肌肉及结缔组织
通常附着于头部和颈部，与上背部和肩部亦有相连。因此，这些结
构的疼痛不仅局限于头部、颈部、下颌，更可扩散至手臂和手指。
这样的疼痛通常持续数月，且会反复发作。

寻求专业评估

若你出现颈痛症状，应至医院就诊。如出现以下情况或症状，
建议立即就诊。

- **外伤**。外伤后应立即检查，排除骨折或相关并发症。
- **刺痛、麻木或无力**。若此类感觉放射至手臂或手指，表明可
  能存在神经受损。
- **脑膜炎表现**。需关注脑膜炎症状，如发热、头痛、恶心、呕
  吐等。

如何缓解颈痛

如果你想要更好地缓解颈痛并且维持疗效，你需要找到并处理
引起颈痛的原因。我发现我的颈痛患者大多存在一些不良习惯，这
些习惯本书中均有提及。颈痛与下颌疼痛通常并存，两者的治疗方
法也有很多相似之处，但多数患者尚未认识到这一点。

你会发现，许多触发点处理技术，包括减压、按摩、牵伸及运
动，事实上都是直接针对颈部的。你可以参考第 8 章内容去改变一
些不良习惯，从而缓解疼痛。也可以与医生探讨本书中提及的运动

及牵伸动作，从而确定适合自身的动作。然而，部分适用于颈部的治疗不适用于下颌疼痛，如颈椎松动术及牵引。

你可能因在俯卧位醒来时头部处在一个不佳的位置而牵拉到肌肉，或由于摔倒导致颈部扭伤。这都是你的颈部和颈椎为何会结构失衡的例子。虽然有很多方法有助于恢复颈椎序列，但若本身关节较为松弛，则须从最温和的治疗开始逐渐恢复颈椎序列。首先需要恢复肌肉平衡来使关节处在中立位，随后根据需要直接针对颈部问题进行处理。

颈部手法治疗通常用于放松肌肉，减轻关节压力，恢复与下颌连接的颈部结构的序列及平衡。通常情况下，人体下方的结构（如骨盆）错位，也会导致位于上部的头颈部的不平衡。需要避免使关节超过正常活动范围的高强度的推动或手法操作。此外，极少数的情况下，需要注意的是，这种过于激进的操作可能会导致颈部血栓脱落，增加脑卒中风险。据我所知，有一位年轻的母亲曾出现过这种情况。有时也推荐使用颈椎牵引，此方法也会改善颈椎错位，但须注意避免对颞下颌关节施压。通常，我会要求患者仰卧于治疗床上，轻柔牵拉颅骨基底部来进行手法牵引。

需要紧急处理时

这里的紧急处理并非指需要急救的情况，而是指你过度劳累或发现头部、颈部、下颌疼痛发炎的情况。记住，若出现严重的外伤、脱臼、感觉缺失、肌力丧失、剧烈疼痛（包括放射性疼痛）等情况时，需要到专业医疗机构进行评估。

辛西娅：下颌被踢伤

我帮助 4 岁的儿子在攀爬架上玩耍时，他一手没握住打滑了，导致腿直接向我的下颌踢来。我当时被踢得有点懵，小心地把他放下来以后，我们回到车里，我仔细地检查了一下，发现自己只是感到轻微酸痛，并未严重受伤。因此，我又对着镜子做了一些轻柔的咬合动作，并小心地避免下颌过度向两侧活动，我并无特别不适。随后我开车回家，一路上轻轻地活动下颌，到家立即使用冰敷。接下来的这一整天我都在轻柔活动下颌，每隔数小时冰敷一次。此外，我按压并检查了肌肉，观察是否存在触发点，并保持 PoTSB TLC 代表的好习惯。我尽量食用一些易咀嚼、不会引起疼痛的食物，夜间保证充足睡眠。第二天，我感到下颌轻度僵硬，但我仍然继续日常生活，每次洗手并观察肌肉的时候，我都对着镜子做下颌环转运动。到了第三天，我感觉我完全恢复了。

减轻疼痛及炎症

热敷和（或）冷敷均可减轻疼痛及炎症，缓解肌肉痉挛。在疼痛部位使用热敷垫或冷敷垫是一种可在家中使用的便宜且有效的紧急处理方式，只需要利用冰袋及加热垫配合毛巾即可完成。即使只能暂时缓解，但这种方式可打破疼痛循环，对缓解疼痛及肌肉痉挛有长远的作用。

冷敷

提到冷敷，大多数人首先想到的是受伤后立即冰敷，但事实

上，许多持续的慢性问题亦可使用冷敷，又或者在那些不建议使用
热敷的情况下可使用冷敷，因热敷可能加重炎症反应。以下是关于
冷敷的一些注意事项。

- 最好使用柔软、可重复使用的冰袋，这种冰袋在许多药店都
  能买到，这样你便不需要躺在硬且硌人的普通冰袋上了。我
  通常将冰袋放置于冰箱门盒上，这样不会冻得太硬。使用的
  时候将冰袋用毛巾或枕套包裹，置于疼痛处约 15~20 分钟。
- 你也可以使用冰块或冰条沿着肌纤维的方向移动按摩，通常
  建议不超过 7 分钟。我喜欢同时轻柔地活动或牵伸肌肉。
- 若冷敷刺激触发点引起了疼痛，可改用湿热敷或冷热交替，
  并根据需要重复。
- 冷敷袋放置于枕部可缓解疼痛。
- 若存在局部炎症或剧烈疼痛的情况，可以频繁使用冷敷袋。
  但需要注意的是，在将冰袋用毛巾或枕套包裹好准备再次
  冷敷的时候，需要确保冷敷部位的皮肤和组织温度已恢复
  正常。
- 以下情况不建议使用冰敷，以防冻伤：患有糖尿病、待进行
  冷敷的区域存在血液循环障碍或感觉障碍、患有雷诺综合
  征、患有外周血管疾病、对"冷刺激"敏感、有开放伤口等。

湿热敷

湿热敷可减轻疼痛，促进血液循环，帮助放松。干 / 湿热敷均
有效果，但我们更建议使用湿热敷。热水澡就是一种很好的湿热敷
方式，也是牵伸之前很好的热身方法。以下是一些关于热敷的小
贴士。

- 可使用湿热的毛巾或湿热敷加热垫来进行热敷，通常进行15~20分钟。
- 需特别注意避免烫伤，必须使用带有自动关闭功能的加热垫。
- 如冷敷的注意事项一样，若存在血液循环障碍、感觉障碍或出血等情况，禁止使用热敷。
- 直接热敷颞下颌关节时，也须特别注意，因为若存在关节炎症，热敷可能加重炎症。当需要热敷一侧面部肌肉时，因颞下颌关节位于耳朵前方，所以可将热敷垫置于关节前方。可使用毛巾包裹热敷垫，避免直接刺激发炎的关节。具体操作可咨询医生或物理治疗师。

同时进行冷敷和热敷

我认为同时进行冷敷和热敷的效果最好。以下是关于同时使用冷敷和热敷的小贴士。

- 建议多准备几个可用的冷敷垫与热敷垫。例如，枕部进行冷敷，颈部与上背部进行热敷，下颌交替进行冷敷和热敷，则需要分别准备大小合适的2个冷敷垫与2个热敷垫。
- 关于两侧颌面部分别使用冷敷及热敷，我有很多成功的经验。每隔5分钟交换一次，在可承受的基础上共持续15~20分钟。若存在一侧颌面部发炎或肿胀，建议该侧以冷敷开始，交替至冷敷结束。

在无痛、无异响范围内轻柔活动

温和的活动有助于放松下颌及颈部的肌肉，减轻炎症。舌头轻贴上腭，在无痛及无异响的范围内张口及闭口。受累肌肉与关节的适当活动对维持关节活动度、促进关节内外滑液流动、预防肌肉紧张或痉挛十分重要。

PoTSB TLC 作为紧急处理措施

可以参考我的下颌被我儿子踢到的例子中所述的内容，以 PoTSB TLC 的步骤作为紧急处理措施。可根据如下所述依次对照检查。

Po = 姿势

T = 舌头贴上腭

S = 正确吞咽

B = 正确呼吸

TLC = 牙齿分开，嘴唇合拢，放松肌肉和大脑

检查肌肉，处理触发点

可使用第 8 章所述的方式作为紧急处理的一部分。检查肌肉，找到激活的触发点，轻柔松解及按摩受累肌肉，这有助于消除触发点、放松肌肉、促进血液循环。检查每块肌肉，发现其存在的问题，从而明确病因、诱因及其他不良习惯，最后对这些问题进行处理。对肌肉加以牵伸及活动，亦有助于放松肌肉。如同患其他疾病一样，需首先咨询医生，若本章提及的锻炼方法加重了疼痛或功能障碍，请立即停止。

总结

本章内容总结了常见的造成头痛和颈痛的原因、常用的处理方

式，以及需要紧急就医时的警示症状。下面总结一些要点。

（1）大多数人都经历过头痛或颈痛，但很少有人了解如何明确及处理常见的诱因。

（2）记录症状日记有助于发现头痛的部分病因。

（3）症状发生时，可尝试一些紧急处理措施来帮助缓解症状，回归正常生活。

（4）可参考表 10.2 为自己制定一份改变清单。记住，该表仅作为举例，而非治疗建议。

表 10.2 改变清单：缓解头痛和颈痛

有害的习惯	健康的习惯	改变
我每天头痛，喜欢斜躺在躺椅上看电视	我知道诱发头痛的病因，并能改善许多不良姿势	我坐着看电视，并将椅子正对电视摆放，不斜着看电视 我使用枕头或扶手来分担部分肩部及手臂的重量，减轻坐位时的颈部压力 我会制订一个针对头痛发作的紧急处理方案
我总在出现头痛或颈痛时口服镇痛药，并继续做当前所做的事情	我也会通过非药物治疗改善头痛及颈痛	我使用冷敷和热敷来缓解症状 我会停止做目前所做的可能引起头痛的事情 我会坚持记录症状日记 我会检查肌肉，明确触发点并消除它们
我整天对着电脑工作，每天下班回家时都感到颈部酸痛和头痛，头痛似乎从枕后开始。我戴双光眼镜	我对着电脑工作一天后不会感到头痛	我会根据人体工程学安排电脑与工作站的位置，这样也能解决其他的一些问题 我会另外购买一副眼镜以便在看电脑时使用 白天工作时我会注意休息片刻，活动身体，做些牵伸动作 我会对后脑勺进行冷敷，对颈部及肩背部进行湿热敷

11

第九步：减轻压力并开始锻炼

你以前应该体验过这种感觉：当你差点摔下楼梯时，你的心脏怦怦跳，呼吸变得急促。这种应激反应可以使人免遭危险。当察觉到紧急情形时，身体会释放强大的化学物质，做好迎接危险的准备。血液会更改方向，从皮肤和内脏流向肌肉和大脑，肌肉也会蓄势待发，帮助身体做好逃跑或战斗的准备。尽管我们中的大多数人很少处于真正的危险之中，但我们对日常挑战产生的反应就像我们真的处于危险中一样频繁。本章我们将探讨压力在颞下颌关节紊乱病中的作用以及减轻有害压力的方法。

"战斗或逃跑"与"休息和消化"

"战斗或逃跑"反应是由我们的自主神经系统（autonomic nervous system，ANS）反馈产生的。ANS 自主运行，无须大脑主动控制。呼吸系统和消化系统的运行便是 ANS 自主运行、进行调节的例子。ANS 调节人体大部分器官和肌肉，有两个分支分别负责器官和肌肉所产生的相反的反应。一个分支处理紧急情况并产生"战斗或逃跑"反应。另一个分支处理非紧急情况，让我们进行"休息和消化"，而非"战斗或逃跑"。

适度的压力是有益的，它是日常生活的自然组成部分并帮助我们学习和成长。一些来自身体的压力也很重要。例如当你发现房子着火时，你所感受到的压力会帮助你迅速离开火海；压力对骨骼产生的作用对有骨质疏松症风险的人也是有益的，负重可以使骨骼更强壮。然而，长期和有害的压力会对我们的姿势和呼吸产生不良影响，使我们咬紧牙齿或磨牙，并导致肌肉紧张。这会影响我们的头部、颈部和下颌，并可能引起疼痛，从而增加我们的压力，发展为恶性循环。

经常受疼痛困扰的人也常处于压力之下。来自情绪以及身体的压力（例如过度松弛的关节或多个疼痛触发点造成的压力）会使神经系统超负荷运转。一些研究人员认为，颞下颌关节疾病与许多其他慢性疼痛疾病（如纤维肌痛）之间的共同点都是中枢神经系统处于高负荷运转状态，从而使疼痛和功能障碍处于恶性循环之中。当神经系统不断受到过度刺激，它会变得过度敏感。你可能对光、声音、气味、疼痛等变得很敏感。如果你被告知这"全都发生在你的脑中"，可是你的痛苦却是非常真实的，这种情况会更加令人恼火。

不幸的是，一些患有 TMJ 相关疾病的人也同时遭受来自身体、性或心理方面的痛苦。这让他们感到极度不安。由于太多问题让他们感到不安，他们可能会不断产生"战斗或逃跑"反应。在这种状态下，如果没有适当的帮助（如心理方面的帮助），可能无法完全治愈 TMJ 相关疾病。许多患有 TMJ 相关疾病的人患有焦虑症或抑郁症。人们常常不愿承认他们的症状与压力和情绪有关系。

　　持续的压力会导致出现生理问题，包括慢性肌肉紧张和肌肉疾病（例如颞下颌关节紊乱病、肌筋膜疼痛和纤维肌痛）、头痛、失眠、肠胃问题（如肠易激综合征）、心脏疾病、高血压以及疼痛耐受度降低。这样的例子不胜枚举。慢性或严重的压力会导致免疫力减退、心脏负荷过度、腰部堆积脂肪，并破坏记忆细胞。长期或有害的压力还会导致心理问题，包括焦虑症和抑郁症。当然，身体和心理压力可能不是导致头痛、颈痛和下颌疼痛的唯一原因，然而毫无疑问，它可能是一个重要的促成因素。在记录患者的病史时，我注意到患者的症状发作经常伴随压力事件或许多事件而发生。这种使他们压力较大的事件会使他们的睡眠或锻炼受到影响，因此整个情况变得越来越糟。让我举例以便更好地说明这一点。我最近有两个患者有类似的症状表现。他们都有压力很大的工作。然而，其中一个人被一件改变人生的事件（这一类事件包括失业、遭受虐待、离婚、亲密朋友或家人的死亡等）压垮了。另外一个人在 3 次治疗后便感觉有 90% 的改善，而经历重大事件的人在治疗相同的次数后几乎没有任何改善。

　　当你用健康的习惯代替有害的习惯后，尽管疼痛暂时没有改善，但只要坚持足够长的时间，你的症状仍然会得到改善。但是当你做好了你应该做的一切，疼痛仍没有改善，这表明还有其他因素需要予以关注和解决，而压力往往是罪魁祸首。

　　美国马萨诸塞大学医学中心压力管理诊所的创始主任 Jon Kabat-Zinn 博士分享了一个关于压力所带来的影响的生动例子。他通过帮助一位 54 岁的妇女调节压力来降低血压。她的病历摞起来超过 4 英尺（约 1.2 m）高。她有数个慢性健康问题，包括颈痛和背痛、心脏病、关节炎、狼疮、溃疡和反复尿路感染，而且她睡眠质量较差，半夜经常毫无睡意。她忍受了 4 年的性虐待，已婚并育有 5 个孩子。在完成压力管理计划（包括处理她的感受和情绪）后，她的血压从 165/105 mmHg 下降到 110/70 mmHg，她可以整夜睡觉了，并且颈痛和背痛得到缓解。

如何减轻压力

不幸的是，即使压力源或危险不是真实存在的，我们也将它视为威胁并且让身体进入持续紧张的"战斗或逃跑"状态。我们中的太多人经常感到压力大、紧张和紧绷。我喜欢把有压力比作开车下一座非常陡峭的山，如果你不能有意识地踩刹车，或切换到较低的挡位，压力水平可能会失控。这就是为什么像腹式呼吸、放松、冥想和瑜伽这样的活动会有所帮助。如果做得正确，它们可以通过帮助我们的身体摆脱这种不需要的自动反应并恢复到更正常和放松的状态来帮助"刹车"。它们可以使我们从"战斗或逃跑"转向"休息和消化"。你必须找到最适合你的压力管理策略，并在发现最初的压力迹象时就应用它们。与我一起在 Canyon Rim 物理治疗诊所工作的物理治疗师们正在尝试一些令人振奋的方法，这些方法可以成功地让神经系统平静下来。尽管目前支持性研究很少，但初步结果鼓舞人心。

下面列出了可以缓解不断增加的压力的方法。

深呼吸。有些人认为，只要通过鼻子缓慢、放松地呼吸 5 次来激活膈肌，就可以帮助你的身体摆脱"战斗或逃跑"的反应，进入"休息和消化"模式。（更多有关呼吸技巧的信息，请参阅第 7 章。）

出汗与牵伸。运动是一种常见且有效的缓解压力的方法。远离压力情境，做 5 分钟的太极拳，甚至做 10 个跳高动作，然后轻轻牵伸那些紧绷的肌肉，这将有助于缓解紧张感并促进整个身体放松。你会发现某些肌肉更容易承受压力（更多关于运动的内容会在下文说到，几项伸展运动已在第 8 章中讨论过。）

心胜于物：冥想、幻想和想象。 冥想和一些练习（如瑜伽和太极拳）如果做得正确，有助于使你集中注意力并让你的身心平静下来。我看到过很多使用冥想和意象引导方法成功的事例。你可以在每晚临睡前听 CD 或录音带。这不仅可以帮助你放松，还可以帮助你想象自己处于健康而放松的姿势、位置。这可以强化你建立的所有好习惯，同时帮助你放松你的肌肉和大脑。

放松并消除紧张感。 检查你的身体是否有紧张感，然后让那种紧张感消失。如果你很难判断你的哪些部位紧张，请尝试第 7 章中描述的收缩、放松练习。这会帮助你找到最易紧张的区域并体验让其放松的方法。

说出你的压力。 当经历压力极大的事件时，在事后尽快与最信任的人讨论创伤事件会有所帮助。这可以减轻因压力产生的极端病理反应，并可以预防或缓解创伤后应激障碍的发生发展。然而，即使事件已经过去了几年或数十年，你仍然可以通过与能够同情、理解你并帮助你以健康、适当的方式向前迈进的人或群体分享你的感受和情绪而受益。

感受到安全感并且进行社交。 利用熟悉的音乐和具有安全感的关系创建一个具有安全感的环境。在《今日心理学》杂志上，神经科学家 Steven Porges 说，与他人交往可以改善神经回路的传导，使心情平静、肠道放松、恐惧消散。一些简单的事情，如甜美的微笑、舒缓的声音或温柔的眼神交流，都可以帮助你感到安全感满满，此时"战斗或逃跑"的压力反应会停止。开怀大笑也能创造奇迹。

积极乐观地思考。消极情绪相比乐观情绪会带来更多的痛苦。让你的环境充满有积极影响的因素，比如令人愉快的音乐和气味、有趣的电影以及乐观积极的朋友等。作者 Caroline Myss 在《人们为何不能治愈，如何才能治愈》一书中指出，总是想着自己受伤或生病只会使不佳的健康状况恶化。努力做相反的事情以及正向思考，不仅可以减轻压力，而且可以促进身体恢复。应把自己当作一个健康快乐的人，参与健康的活动并保持良好的姿势和习惯。

了解并克服你的恐惧。通过了解恐惧和其他负面情绪如何对身体恢复产生不利影响，你可以更容易地识别出你是如何有意识或无意识地妨碍了自己的恢复过程。如果的确有这样的问题，你可能需要治疗恐惧症或焦虑症。

避免有害的习惯。不幸的是，许多人会采取具有伤害性的习惯来应对压力，例如使用镇痛药、饮酒、吸烟和进食。这些习惯实际上会加重压力，并使我们对压力更加敏感。

合理安排事情并按重要性排序。始终做一些维持生活所必须做的事情，但要认真评估哪些事情无关紧要，不要让自己负担过重或不堪重负。放慢速度！列一个清单。消除浪费时间的习惯，始终为自己和健康的人际关系留出时间。给自己预留额外的时间去赴约，不然路上赶时间又会增加很多压力。

睡觉最解压。让自己每天得到足够的休息。压力是非常令人筋疲力尽的，当我们有压力时，我们往往会睡得更少。确保每晚有7~9 小时的优质睡眠，具体时长以你自己需要睡多久才能得到良好休息为准。

记日记。把你的压力写在日记里，然后让它们随风而逝。

友善地帮助别人。帮助别人不仅能使他人获益，也能使你自己获益并有助于减轻压力。当你在安慰或帮助别人时，不太会出现"战斗或逃跑"反应。

寻求专业帮助。许多患有 TMJ 相关疾病的人患有抑郁症。很难知道二者中哪一个先发生。你的症状可能不是"都存在于你脑中"，忽视你的心理健康只会让事情变得更糟。正如我们需要我们的身体姿势保持平衡，我们的思想和情绪也需要保持平衡。你可能背负着过重的情绪负担，可能需要某人或一群人来帮助你分担和释怀。又或许你需要药物来帮助平衡体内化学物质的水平。如果我们患有骨质疏松症，我们毫不犹豫会使用钙剂，但出于某种原因，我们会犹豫是否需要药物来帮助平衡我们的思想和情绪。但请务必在选择合适的专家来帮助你之前做好功课，因为就像物理医学一样，心理医学也有专业领域（例如，那些遭受性虐待或为失去家人而悲伤的人，会在与相关领域的专业人士的合作中以及针对其特定需求的群体合作中受益最多）。请寻求恰当的帮助，并记住任何专业的医生都有优劣之分。当你在情绪上获得治愈时，你就为更好地恢复身体做好了准备。

辛西娅：身为作者的压力

　　这本书的写作和编译是在我生命中压力巨大的时期完成的。我们刚刚搬家，伴随搬家我体会到很多之前不曾体会到的事情。在过去的 6 个月里，我们住在我姻亲的地下室里，等待堪萨斯州的房子出售，并试图在经济不景气的情况下寻找新家。我有 3 个很棒且非常乖的孩子，让我有"闲暇时间"工作、教课和写这本书。有时，压力似乎

难以承受。我可以分辨出压力何时失控，因为我的肌肉会
紧张，我的呼吸会变得又快又浅。那时我知道我必须立即
采取行动。我会试着放松我所有的肌肉，做几次缓慢的深
呼吸，直到我恢复一些控制感。我会做下颌练习和牵伸运
动，以拉伸我紧绷的肌肉。然后，我抽出时间锻炼身体，
与挚爱的朋友交谈，或者做一件善事。若有时间，我会听
关于冥想和意象引导方法的录音带。有一次，我压力很
大，以至于我试图在开车时听录音带，但我不建议你这样
做。做这些事情有助于让你笑出来，有时却是让你哭，你
只要足够努力去找寻释放压力的方法，总是能够找到一丝
希望。

请记住，只有你这样做，一切才会改变！你必须努力消除不好
的习惯。尽管是有一些很有效的减轻压力的方法，但压力的管理主
要取决于一个人是否愿意为健康的生活方式做出必要的改变。尽管
有些压力源无法改变，但很多压力源都在你的控制范围内。

定期锻炼：成功的循环

美国卫生与人力资源服务部编制的《美国人身体活动指南》
总结指出，"体育活动是所有年龄段的美国人可以采取的改善健康
的最重要措施之一。"我们大多数人都知道锻炼对我们有好处。然
而，很少有人真正了解它能使我们受益的所有方式。我们可能没有
意识到这是减轻压力和改善整体健康的最有效的方法之一。

每个人（包括残障人士）都可以从锻炼中受益。让我们列出适

度运动和剧烈运动的一些好处。

- 改善你的韧带、关节和肌腱（这也包含你的颈部和下颌的结构）的功能。
- 增加流向所有器官（包括心脏、肺和大脑）的血流量。
- 增加氧容量、产生的能量和废物清除率。
- 增强你的肌肉力量和改善身体成分。
- 增强你的免疫力。
- 改善你的心情。
- 减少焦虑。
- 有助于减肥和保养。
- 改善睡眠（但不要在睡前锻炼）。
- 增强你的自尊心和幸福感。
- 缓解压力，让你更能适应压力。
- 改善大脑健康。
- 预防和缓解抑郁症。
- 提高执行能力，例如集中注意力和选择适当行为的能力。
- 减小患阿尔茨海默病的可能性。
- 释放具有镇痛作用的内啡肽，减轻疼痛。
- 降低许多疾病的风险。
- 改善骨骼健康状况。
- 提高思维能力。

此外还有许多未列出的好处。你有动力开始锻炼了吗？此列表中的任何一项都可以作为你的动力，包括锻炼可以延长你的预期寿命这一事实。你的情况不会像如下所述的 Charles 所面临的情况那样可怕。

Charles：事故后的健美操

在我职业生涯的早期，我被分配接诊一个名叫 Charles 的 19 岁患者，他遭遇了一场严重的车祸。他的颈部骨折，一只手臂及手失去了力量和感觉。他仿佛罩着"光环"，因为医生在他的头顶周围放置了一个看起来像光环的金属环，并用螺钉将其固定在他的头部外侧。装置由连接在肩带上的长金属杆支撑，可以稳定头部，以促进骨折愈合。他非常积极和乐观。得到了他的医生的许可后，我让他开始进行有氧运动。在治疗前一天，他缓慢地锻炼了 1 个小时或更长时间，他的恢复比医生预期的要快很多并且他最终完全康复，他的手臂完全恢复了力量和感觉。

运动类型

有 2 种主要的运动类型：有氧运动和无氧运动。两者都有助于减轻压力。

有氧运动

有氧运动的字面意思是"需要氧气的运动"。当进行有氧运动时，通常会使用较大的肌肉，它们会更快地消耗氧气。这有助于提高身体消耗氧气的能力并增强耐力。有氧运动有助于增强心肺功能，并带来我们之前讨论过的大部分好处。为了最大限度地发挥有氧运动的作用，应该经常进行有氧运动，例如每周进行 3~5 次有氧运动，每次以合适的强度持续足够长的时间，我们将在下文详细讨论。

有氧运动的形式有步行、骑健身脚踏车、游泳和使用椭圆机。

在温水中锻炼是一种很好的方式，尤其是当你有肌筋膜疼痛或关节疼痛时。推荐的标准运动强度是适度运动。但是，如果身体状况足够好，也建议你定期进行接近运动范围极限的剧烈运动。

无氧运动

不需要你大量消耗氧气的运动称为无氧运动。这些练习所花的时间较短，但强度较大。一些无氧运动（例如瑜伽）侧重于伸展和增加柔韧性，而另外一些无氧运动（例如举重）则侧重于力量训练与锻炼肌肉和骨骼。

有氧运动如何帮助改善颞下颌关节紊乱病

那么有氧运动与你的头部、颈部和下颌有什么关系呢？让我通过我丈夫的经历来解释一下。

Bruce：为了手指锻炼

我的丈夫 Bruce 患有我所说的"鼠标手"。当他坐在电脑前时，在一天中的大部分时间他都在使用右手示指，这导致该手指出现了严重的过劳损伤。我们买了一只新鼠标，他尝试了好多种锻炼、冰敷和牵伸方法，但几乎没有改善。大约 1 年后，他开始跑步，他的手指症状改善了80%~90%。

谁能想到，跑步会对他的手指产生如此显著的影响。怎么会这样呢？当你不能直接锻炼身体的某个部位时，你往往可以通过另外一种途径使其受益。假如你的腿断了，你想让受伤的腿得到锻炼，经你的医生许可后，你可以骑健身脚踏车，你将健康的腿固定在踏板脚带上，而将断腿放在椅子上。即使你的断腿什么也没做，它仍然受益于整体血液循环的加快，你的整个身体都会变得充满活力，血液循环的改善能促进愈合并维持所有肌肉和组织的健康状态。

我的经验是，经常锻炼的人通常比有同样问题的久坐不动的人恢复得更快，即使他们无法移动受影响的身体部位因而必须使用别的替代锻炼方法。患有纤维肌痛、慢性肌筋膜疼痛和其他疾病的人需要非常小心地进行运动，因为他们的肌肉通常非常敏感并且很容易受到刺激。

需要多少运动才足够？

美国卫生与人力资源服务部发布的《美国人身体活动指南》为不同年龄的人需要多少和何种类型的运动提供了指南。该指南强调有氧运动，但也推荐无氧运动。

儿童和青少年

针对 6 岁以上的儿童和青少年的指南如下。

- 每天进行 1 小时或更长时间的体育锻炼。
- 大部分时间应进行中度至剧烈的有氧运动。
- 每周 3 天进行锻炼，活动应该是剧烈的，活动应包括肌肉和骨骼强化练习。
- 锻炼应该是有趣、符合年龄并且多样化的。

成人

针对 18~64 岁成人的指南如下。

- 尽可能进行体育活动。
- 进行 2.5 小时的中等强度的有氧运动或 75 分钟的剧烈有氧运动，或者中等强度有氧运动和高强度有氧运动的等效组合。
- 有氧运动应定期增加至少 10 分钟。
- 一周之内应该进行多次锻炼。
- 每周锻炼 5 小时会产生更大的益处。
- 锻炼应包括中等强度或高强度的肌肉强化活动，每周 2 天或更多天涉及所有主要肌群。

老年人

65 岁及以上的老年人应遵循成人指南，但有以下注意事项。

- 根据身体素质确定锻炼程度。
- 了解慢性疾病如何影响锻炼的安全程度。
- 在能力和条件允许的情况下，尽可能多地锻炼身体。
- 如果有跌倒的风险，请进行平衡练习。

开始你的锻炼计划

现在你已了解锻炼的好处和指南，但是你如何开始锻炼以及选择哪些练习最好？你可能认为从沙发上起床走到冰箱前算作锻炼。对不起！虽然这样总比没有好，但要获得所有好处，你需要付出更多。

安全建议

我建议你在开始锻炼计划之前咨询医生。每个人情况不同，许多人都有多种健康问题。如果你患有纤维肌痛，牵伸可能会有问题。如果你有心脏病，你需要仔细监测病情。我有几个患有颈痛或下颌疼痛的多发性硬化症患者，提高躯体核心体温的运动会使他们的症状恶化，所以为了让他们保持凉爽，运动必须经常以不同的方式进行。虽然锻炼几乎适合所有人，但如果你已经多年没有锻炼了，你需要更加谨慎地进行锻炼。根据医生的意见，选择 1 项对你来说比较容易做的运动。在大多数情况下，我建议你先进行 2~3 分钟的锻炼，然后在每次锻炼期间增加 1~2 分钟，以确定你对运动的耐受程度。当达到 20 分钟时，你可能觉得没问题，但 25 分钟可能就太长了。如果你想锻炼更长时间，你可能需要结合不同的练习。运动的多样性很重要，你必须一边进行锻炼一边体会来自身体的反馈。

在开始任何锻炼计划之前，记住一些安全预防措施是有帮助的。了解风险，但要坚信身体活动几乎对每个人都是安全的。以下是一些建议。

- 选择适合你当前健康水平、基本条件和健康目标的锻炼。
- 如果你一直采取不积极锻炼的生活方式，请"从最轻松的锻炼开始，慢慢来"。不要试图做得太多太快。即使你锻炼很积极，如果你已经一两个星期没有进行任何锻炼，也请慢慢来。"周末勇士"是物理治疗诊所的常客。
- 随着时间的推移逐渐增加身体活动量，以实现你的目标。
- 通过使用适当的装备和运动器材、寻找安全的环境、遵守规则和政策以及对何时、何地以及如何锻炼做出明智的选择来保护自己。
- 如果你有慢性疾病或症状、在妊娠期间或产后、有残疾，请与你的医疗保健提供者合作，以确保你进行类型和强度合适的锻炼。

● 引起震动的运动类型（如慢跑），可能会对关节和一些肌肉（包括下颌和颈部的关节和肌肉）造成伤害。

● 即使在锻炼时，良好的姿势也很重要。我在跑步机上常看见旁边的人弯腰驼背，看着他们都让我感到心痛。

制订一个有氧运动计划

有氧运动计划的目的是通过提高心率和达到一定的运动强度，来达到有益于身体健康和减轻压力的目的，但不能超负荷运动。

找到你的运动强度水平

那么你应该锻炼到什么程度呢？你可以使用多种方法来监测自己的身体状况，以最大限度地获得想要的好处。我推荐的 2 种方法是心率法和自感疲劳量表评估法。选择最适合你的 1 种。

心率法。心率法需使用以下公式来确定你的最大心率（请注意，这不是你在锻炼时应达到的目标心率）：220 – 年龄 = 最大心率。

然后，计算你在运动时想要达到的目标心率，也就是说，你想达到的锻炼的强度，这通常是你最大心率的 50%~85%，具体取决于你的年龄、健康水平和运动目标。因此，如果你是 20 岁，你的最大心率将是 200 次 / 分。如果你身体状况良好，你可以将心率（200 次 / 分）乘以 70%~85%，这会告诉你，当你锻炼时，你的心率应保持在每分钟 140~170 次。如果你身体状况不佳或有一段时间没有锻炼，你可能应从最大心率的 50%~70% 的范围开始，将心率保持在 100~154 次 / 分。表 11.1 通过一个 35 岁个体给出了另一个典型的示例。

表 11.1 计算 35 岁个体的目标心率：最大心率的 70%

公式	示例
（220 – 年龄）× 0.7 = 目标心率	（220 – 35）× 0.7 = 129.5

运动时如何监测心率？简单的方法是使用测量脉搏的机器或佩戴心率监测器。老式的方法稍微复杂一些。当你停止运动时更容易感觉到你的脉搏。将右手腕背面放在左手手掌中，然后让左手的手指环绕右手腕的拇指侧，你应该能感觉到脉搏。现在找到一个指针旋转的模拟时钟，或者将计时器设置为 15 秒，并计算在 15 秒期间你数到了多少次脉搏跳动，并将该数字乘以 4。如果你有耐心，你可以把脉搏整整计数 1 分钟。结果就是你的心率，即你的心脏每分钟跳动多少次。

自感疲劳量表评估法。 感知疲劳是另一种方法，它评估你所感知的身体工作的努力程度。你有出汗和呼吸困难的情况吗？你有心跳加速的情况吗？或者你很无聊、厌倦了工作？这是一个主观但通常相当准确的评估系统（我喜欢简单的方法），使用以下 0~10 分评分法。

0 = 没有感觉。

1 = 较容易，就像馅饼从叉子上滑下来。

2 = 像夏日里的缓慢漫步。

3 = 你仍然很舒服，但呼吸开始有些不轻松。

4 = 你开始出汗，但你可以说话而不会气喘吁吁。

5 = 你开始必须努力参与，出汗更多，仍可以说话。但是，如果你要唱歌，你会喘不过气。

　　6 = 你仍然可以说话，但说话会让你喘不过气。

　　7 = 疲劳感非常强烈。你不想再说话，并且汗流浃背。

　　8 = 运动太剧烈了以至于你不能长时间坚持。

　　9 = 就像你被一辆失控的卡车追赶，你只能被迫保持这个速度。

　　10 = 你觉得自己像被卡车碾过了。

　　对一个久坐的慢性疼痛患者，我会建议他在 1~2 分范围内花费 1~2 分钟。但是对一个活跃的人来说，我会建议他在 5~6 分范围内锻炼更多的时间，如果可以的话，可以慢慢进行一些 7~8 分范围内的比较剧烈的运动。这是你自己的身体，你需要在咨询你的医生后，根据你的健康状况和锻炼目标来确定什么对你最有利。如何开始和结束锻炼对防止受伤、肌肉紧绷和酸痛非常重要。你需要建立一套健康的运动程序。

设定一套程序

　　记住，你可以把你的肌肉想象成泡泡糖。你不能用冷的泡泡糖吹泡泡，因此除非先热身，否则你不能安全地让肌肉做你想做的一切运动。当热身之后，肌肉才不太会受伤。所以应从热身开始进行锻炼。通常，这就像慢慢开始活动 5~10 分钟一样简单。如果你开始出汗，你就知道自己已经热好身了。

　　因为你在进行有氧运动时会缩短你的肌肉，所以你应该通过牵伸将它们恢复到正常长度（见表 11.2）。我经常鼓励我的患者在有氧运动后肌肉充分被调动的情况下，去做我为他们头部和颈部问题设计的牵伸活动。完成热身的肌肉可以更好地耐受运动并且提供更好的结果。

表 11.2 有氧运动程序示例

程序	示例
热身并针对性牵伸	缓慢地开始运动。当你开始出汗说明热好身了，此时你可以进行牵伸
开始运动	步行、水中行走、游泳、骑健身脚踏车等
锻炼后牵伸	在运动结束后让体温下降，并至少牵伸在运动中使用过的肌群以及那些比较紧绷的肌肉

设计一个牵伸计划

最好在锻炼后进行"冷却"和牵伸运动。如果你的肌肉就像泡泡糖一样，温热的泡泡糖会变冷并且以你放置的形状变硬。如果把它留在你的叉子上，它会填补缝隙并带着叉子的压印冷却下来。肌肉也是如此。我的患者经常在锻炼后坐进车里，然后在肌肉冷却的时候弯腰驼背坐着工作，这种不良姿势会使他们的肌肉变硬缩短。这种情况会发生于所有的肌肉，包括头部、颈部和下颌的肌肉。即使你只锻炼了双腿，一旦你开始出汗，你的体温会上升，所有肌肉都会热起来。应借此机会帮助肌肉恢复健康的长度和位置。

牵伸应在无痛的正常运动范围内缓慢进行。牵伸时不要动作急促。如果你感到轻柔的牵拉感，这是合适的，但如果你感到疼痛则不行。如果你感受到疼痛，就需要减小牵伸幅度以确保在无痛范围内牵伸。

如果你的关节过度松弛或肌肉敏感，则必须格外小心。你可能更需要稳定性训练计划而非牵伸计划。最好与你的物理治疗师或医疗保健提供者一起制订你的锻炼计划。例如，在牵伸腿部的腘绳肌时，你需要学会在膝盖伸直时停下来，不要让它被牵拉超出正常范围。你可能需要在较短的时间内进行牵伸，但肌肉不平衡可能是一个更大的问题。如果你的下颌的一侧肌肉比另一侧肌肉更紧，那么每次张开嘴时，你的下颌很可能会偏向肌肉紧的一侧。

你应该多久牵伸一次？

Travell 和 Simons 建议每天在正常运动范围内轻轻牵伸酸痛的肌肉，以确保触发点得到持续缓解和放松。我建议我的患者在锻炼后肌肉仍然温暖时进行大部分牵伸运动。然而，紧张、紧绷的肌肉可能需要每天牵伸数次。

你应该牵伸多长时间？

任何牵伸或运动都会有所帮助，但我建议你牵伸时保持 5~10 秒。对于紧绷的肌肉，你可能需要维持牵伸 30~60 秒。但是，我通常将牵伸过程分成几段，例如，保持牵伸 10 秒，然后重复 3~6 次。找到最适合你的方法。如果牵伸后感到酸痛，通常是因为牵伸不正确或牵伸得太用力。为了避免肌肉受伤，牵伸不足总是比过度牵伸更好。某一次牵伸出现酸痛后，在下次牵伸时牵伸程度达到上一次的一半即可。如果你仍然感到不适，请停止牵伸并打电话咨询你的治疗师。每块肌肉有几种牵伸方法，对有些人来说这些方法需要加以调整变化。在将它们纳入你的治疗程序之前，请咨询你的医疗保健提供者。

重要的牵伸运动

因为大多数有氧运动（例如步行）都会用到腿部肌肉，而紧绷的腿部肌肉会对你的姿势产生不利影响，因此在运动后定期牵伸腘绳肌、股四头肌和腓肠肌非常重要。我将解释原理，但你可能需要根据你的情况进行调整。

> ### 练习　牵伸腘绳肌
>
> 　　仰卧，双膝伸直，抬起一条腿，将双手交叉托在大腿后侧膝盖上方，使髋关节和背部成 90°。现在慢慢尝试伸直你的膝盖。你应该感到牵拉感但没有疼痛。如果牵伸太剧烈，你可以弯曲小腿以便更容易牵伸。保持 5~10 秒，然后重复 3~6 次。换腿并重复牵伸过程。
>
> 　　你还可以坐在地板或床边牵伸腘绳肌，一条腿伸直，另一条腿的膝盖弯曲或向外打开。身体向着伸直的腿弯曲靠近，注意是让髋关节弯曲而不是让腰部弯曲，同时保持膝盖和背部伸直。如果你没有向前弯曲就感觉到牵伸感，你可以将一只手臂放在身后以获得支撑，帮助你保持温和的牵伸（见图 11.1）。

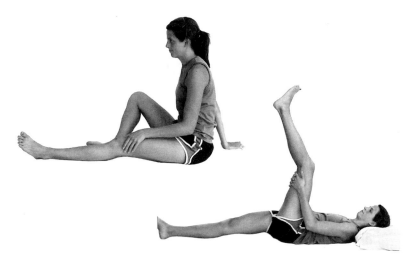

图 11.1　牵伸腘绳肌的方法

练习 　股四头肌牵伸

　　你可以侧卧在床上或站立在地板上进行此项牵伸运动。用同侧手轻轻地将脚拉向臀部，保持臀部挺直，不要弓背。保持牵伸 5~10 秒，然后重复 3~6 次（见图 11.2）。

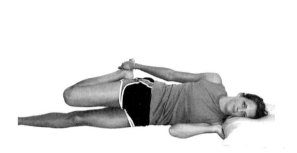

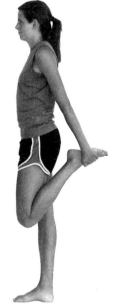

图 11.2　牵伸股四头肌的方法

练习 　腓肠肌牵伸

　　在保持足跟着地的同时，一条腿向前迈一步并保持另一条腿的膝盖伸直。保持 5~10 秒，然后重复 3~6 次（见图 11.3）。

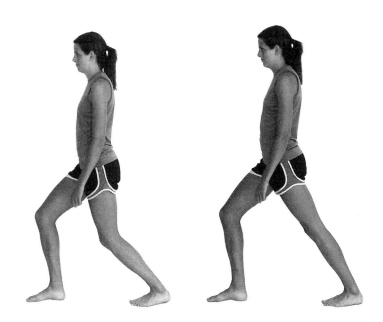

图 11.3 牵伸腓肠肌的方法

设计一个力量训练计划

对头痛、颈痛和下颌疼痛的人来说，力量训练可能是一个敏感的话题。我通常最后开始力量训练。如果一个人肌肉酸痛，我的重点是首先消除触发点疼痛，通过运动和牵伸训练获得全范围的活动度，然后开始一项合理而温和的力量和平衡训练。

平衡是力量训练的关键词。我在健身房看到的大多数健身爱好者都失去了肌肉平衡。他们的上颈部和胸部肌肉通常过于强壮，他们的中背部肌肉很弱，而且他们有圆肩。大多数健身器械助长了这种不平衡。你的力量训练应该让你达到平衡的姿势，而不应该让你不平衡。如果你在一个方向上力量较强，你应该尽可能通过在相反方向上的训练来加强平衡。但切记不要在剧烈运动或举重时咬紧牙。

多样性对训练而言很重要，但要清楚地知道如何设定训练负荷。慢慢地增加负荷，并应只在可以承受的范围内设定进阶负荷。你需要调整一些训练或活动。例如，如果你有颈痛，你可能会发现在自由泳时难以反复旋转颈部。如果你喜欢有氧运动但颈部酸痛，你可能需要改进动作或避免举手超过头顶。如果你喜欢浮潜，你需要尝试用嘴唇密封喉舌，以免紧咬下颌。某些运动可能要求你使用咬合器，但如果这样做，咬合器可能会对你的下颌造成伤害。

总结

压力是生活的自然组成部分，但持续或过多的压力是有问题的，会加重头部、颈部和下颌的疼痛和功能障碍。健康的运动和锻炼在身体恢复中也起着重要作用。你的行动计划应同时包含运动和压力管理计划，并且你必须考虑以下建议。

（1）学会识别和管理生活中不健康的压力源。

（2）放慢速度、调整动作、寻求平衡、进行锻炼、学习全身放松技巧以及通过鼻子和膈肌毫不费力地呼吸是很重要的。

（3）制定一些适合你的压力管理策略并定期使用它们。

（4）坚持运动计划并与你的医生或医疗保健提供者合作，以确定最适合你和你的健康状况的方法。缓慢而轻松地开始锻炼，并在可承受的范围内提高运动强度。确定一种监测强度的方法，使用心率法或自感疲劳量表评估法，并确保锻炼包括热身和让体温下降的程序。

（5）确定适合你的牵伸运动和运动方式，并在运动后进行牵伸。

（6）根据表 11.3 中的示例，为自己制定一份改变清单。

表 11.3 改变清单：减轻压力和进行锻炼

有害的习惯	健康的习惯	改变
我大部分时间都感到压力很大、无法控制，而且我总是很忙	我觉得自己更有控制力了我抽出时间来放松、冥想、与家人和朋友谈笑。我找到了适合我的压力管理技巧，我也使用了这些技巧	我会简化我的生活我将学会正确呼吸、冥想，并抽出时间与朋友相处我会找到并实施压力管理方法（包括呼吸技巧）以帮助我控制焦虑
我晚上是个电视迷，白天是个电脑迷。我把走到冰箱前算作锻炼身体	我经常抽出时间锻炼身体，并养成了一些鼓励我运动的爱好	我将与我的医疗保健提供者一起制订一个锻炼计划我会奖励自己做按摩我要报名参加一个瑜伽班
我每天步行，但从不锻炼并且姿势不良	我在步行后会进行牵伸，包括牵伸那些可以增强保持良好姿势的能力的肌肉	我将与物理治疗师一起制订一套牵伸计划我会考虑增加我的锻炼方案的多样性

12

第十步：制订行动计划

第十步是最后一步，涉及创建一个行动计划。你是否听过这样的座右铭，"如果你想留住你已经得到的东西，那就继续做你正在做的事"？好吧，除非像这样做，否则你的 TMJ 相关症状并不会改变。现在你已经了解了基础知识，是时候进行成功所需的改变了。正如我妈妈常说，"如果你没有做好计划，那你就是在计划失败。"为了避免失败，是时候制订计划了。

你想改变什么？

改变不良习惯的最好方法是制订计划，然后用健康的习惯来替代它。我的一些患者用短短 2 周的持续努力就改变了不良习惯。但是请记住，你可能多年来一直错误地吞咽或姿势懒散，可能需要几个月的时间通过重新学习和重塑自己来真正纠正它们。你必须勤奋并通过每周、每月回顾这些准则来防止自己又恢复那些有害的习惯。

接下来我们讨论一下常规行动计划的要素，你可以通过对其进行修改来使其适应自身情况。我希望你在阅读时按照第 1 章的建议记下不良习惯。你可以使用这些笔记来制订计划，用健康习惯来替代不良习惯，然后用最喜欢的技巧来实现计划。如果你没有做笔记，也许这篇回顾会唤起你的记忆。

在第 1 步至第 9 步中讨论了以下 7 个要素。现在回顾它们并决定你需要将哪些要素包含在行动计划中。

PoTSB TLC

改变习惯性行为的唯一方法就是时常让自己觉察到自己无意识的习惯。PoTSB TLC 是一个可帮助你了解并改变习惯的有用工具。当检查 PoTSB TLC 时，你需要停下来检查所有 7 个重要的无意识习惯。如果需要纠正，请立即去做。应确保以下几点。

Po = 姿势

T = 舌头贴上腭

S = 正确吞咽

B = 正确呼吸

TLC = 牙齿分开，嘴唇合拢，放松肌肉和大脑

请务必将你存在的不良习惯包含在行动计划中。一次做所有事情可能太多了，所以你应该首先关注那些最能加重症状的不良习惯。以下是一些能让你想起来检查你的 PoTSB TLC 的有创意的方法。

- 有策略地把写有 "PoTSB TLC" 的便利贴贴在能看到的任何地方来提醒你检查 PoTSB TLC。例如，把它们贴在冰箱上、车里、办公室里、床边、浴室镜子上、电视上或电脑上。
- 将手表闹钟设置为每小时响 1 次，提醒你检查 PoTSB TLC。

- 将手表戴在错误的手上或将戒指戴在错误的手指上，每当你注意到它时，检查 PoTSB TLC。
- 给一只指甲涂指甲油，当注意到这只指甲时，检查 PoTSB TLC。
- 当你看到某种类型或颜色的汽车时，检查 PoTSB TLC。
- 当你坐下、站起或穿过门口时，检查 PoTSB TLC。
- 当你上下楼梯时，检查 PoTSB TLC。
- 将一块石头放在口袋里，当你感觉到它时，检查 PoTSB TLC。
- 寻求朋友或伴侣的帮助，提醒你定期检查 PoTSB TLC。

让我们看一下 PoTSB TLC 的 7 个习惯中的每一个，并回顾一下你学到的一些技巧。当你阅读列表时，选择你希望包含在行动计划中的那些。如果你还没有开始这样做，你可能需要购买一些物品或者设置你的工作台来练习这些健康习惯。给自己写一个清单或者在电脑上或其他地方贴便利贴，在你做出必要的健康改变之前不要丢掉它。

姿势
以下是一些帮助你改变不良习惯或姿势的技巧和练习。

- 坐下时始终确保背部有足够的支撑。
- 床上多放一个枕头，在侧睡时支撑你的膝盖和手臂。
- 如果你习惯趴着睡，可以用身体枕或者在睡衣前面缝一个球来防止趴着睡。
- 为你的电话（家庭电话和手机）配备耳机或使用扬声器，避免用肩膀将电话夹在耳边。
- 你的电脑和工作台要符合人体工程学原理。

舌头贴上腭

以下是一些帮助你改变不良习惯的技巧和练习。

- 练习发"特特"音。
- 练习说"T，D，N，L，S，Z"，不要用舌头顶着门牙，而要用舌头顶着上腭。
- 洗手时舌头对着镜子做 6 次环转运动。

正确吞咽

以下是一些帮助你学习正确吞咽的技巧和练习。

- 每天使用玉米片或麦片做 10 个舌上推，直到你可以正常吞咽。
- 整天尝试使用带吸管的杯子练习正确吞水。
- 在洗手池旁的纸杯上贴上"正确吞咽"的标签，刷牙时练习正确吞咽。

正确呼吸

以下是一些帮助你学习正确呼吸的技巧和练习。

- 练习用鼻子呼吸并使用膈肌，颈部肌肉不参与。
- 躺下时，通过腹部和两侧呼吸，放松胸部，将手或书放在腹部来获得反馈。
- 定期检查你的呼吸，确保它不是浅的。
- 如果你倾向于呼吸过快，请训练自己更缓慢、更轻松地呼吸。

牙齿分开，嘴唇合拢，放松肌肉和大脑

以下是一些帮助你改变不良牙齿和嘴唇习惯的技巧和练习。

- 停止绷紧肌肉、咬紧牙齿和磨牙。
- 如果需要，可以进行短时间的上唇牵伸练习。
- 应用减压技巧。
- 如果需要，可使用咬合板。
- 通过减少摄入咖啡因和正确呼吸来平静肌肉。

触发点

找到并消除肌肉中的触发点。确定是什么诱发了它们或者是什么阻止了病情缓解。为长期缓解做出必要的改变。结合牵伸方案来保持运动，并防止触发点被重新激活。

牵伸运动

制订并写一份锻炼计划，包括适当的牵伸运动和进阶计划，将其作为你每周锻炼计划的一部分。

菜单计划

计划 1~2 周的菜单，包括你会喜欢的对下颌友好的食物。

症状日记

记录症状日记。使用此日记来跟踪触发因素并在它们发生时评估你的症状，并确保能指出任何诱发事件。你还可以跟踪治疗的有效性并找到最适合你的方法。

解决问题

当你的症状加重时解决问题，这样你就可以找到消除病因的最好方法。如果自己解决问题太困难，请寻求专业人士的帮助。

回顾

在你的日历上写下笔记，先是每周，然后每月回顾本书中的原则，直到你知道并完全理解每一个健康的习惯和姿势，以及哪些不良习惯需要用健康习惯来代替。如果你没有取得进展，或在任何领域需要帮助，请向专家寻求帮助。

选择医疗机构并咨询专家

我已经介绍了每一个健康习惯，但你可能无法单独实施它们。因此，在这个过程中需要各种专家来帮助你。联系当地的牙科学院、物理治疗学院或医学院，并询问谁是你所需领域的专家。例如，我们在诊所看到的大多数人都经过了 TMJ 疾病专家（美国口面部疼痛委员会成员）的评估，以排除任何严重的潜在问题，然后由一位在头部、颈部和下颌疾病方面有多年经验的物理治疗师进行评估，并给出个人物理治疗计划。你可能需要一位母乳喂养专家、语言病理学家或接受过吐舌习惯和吞咽障碍训练的口腔肌功能治疗师来帮助你纠正错误吞咽和吐舌的习惯。或者你可能需要看五官科医生或过敏症专科医生，他们可以帮助你打开气道。你如果患有睡眠呼吸暂停，则需要看睡眠专家。或者你需要法律顾问帮助你解决虐待问题。不管什么情况，用这些健康的习惯为康复做好准备仍然是明智的。如果需要手术或正畸治疗，你不会想恢复最初可能导致问题的或阻止你迅速彻底好转的不良习惯。《新英格兰医学杂志》最近刊登的一份报告表明，85%~90% 的 TMJ 疾病患者可通过"无创、非手术和可逆的干预措施"进行治疗。经过合理的非手术干预（通常在 3~6 个月内）无效的患者，如果病情干扰了他们的正常活动和日常生活，可能需要考虑针对更严重问题的选择。一些患有严重关节问题的患者，例如无法恢复的下颌卡住和下颌受限，可能需要尽早进行手术。

需要强调的是，在选择医疗机构或接受治疗之前做足功课非常重要。你最好能找到专门治疗头部、颈部和下颌功能障碍的专业人士。颞下颌关节是最复杂的关节之一，我认为头部、颈部和下颌问题可能是最难治疗的骨科疾病。在独立处理这一患者群体之前，我接受了两年的培训并进行了深入的研究和专业课程学习。

相信所有的医疗保健提供者都只关心你的健康和幸福，这将是一件好事。虽然大多数医疗保健提供者非常关心你的健康和幸福，但也有一些医疗保健提供者被次要利益所左右。不幸的是，金钱和狭隘的眼光可能会造成阻碍。我见过太多的患者接受了不可逆转的手术，浪费了数千美元，结果情况比开始时更糟。在做一些不可逆转或代价极其高昂的事情之前，你必须首先探索保守和可逆的选择，然后在做不可逆及昂贵的治疗前权衡一下第二方案。我的座右铭是"测量两次，剪裁一次"。美国国家口腔和颅面部研究所表示"少（干预）往往更好"。

本书旨在教育你，使你能够更轻松地知道身体哪里出了问题，并就如何处理问题做出更好的选择。不幸的是，保险公司和专业人士把你的身体作为一个整体，并把它分成几个部分，好像每个部分各自独立运作。你的口腔和牙齿通常被分配给牙科专业人员，你的头、颈和其他身体部位被分配给医疗服务提供者，你的心理健康被分配给心理健康提供者。然而，这些身体部位都不是独立工作的。此外，关节紧密而复杂地涉及身体的所有区域，保险公司和许多医疗保健提供者拒绝你，因为这不是他们的"治疗领域"。你必须把身体看作一个整体。但要处理它的所有部分，你可能需要一个专业团队。

向与儿童和青少年打交道的 父母及医疗保健人员发出呼吁

在童年或青少年时期养成不良习惯可能会产生永久性的、不幸的、不必要的后果。这些习惯会对面部和下颌的骨骼和结构的发育、牙齿的排列、呼吸的方式以及姿势产生负面影响。尽管成年后可以做很多事情来扭转或尽量减少童年或青少年时期养成的不良习惯的影响，但这些发育时期造成的伤害并非都能完全消除。

我呼吁父母以及任何接诊儿童和青少年的专业保健人员认识到这些不良习惯，并帮助父母、未成年人和照顾者意识到在年幼时建立健康习惯是多么重要。我相信，教导和鼓励儿童和青少年养成这些健康习惯将有助于其预防慢性 TMJ 相关疾病。改善儿童或青少年生活质量的潜力巨大。父母必须意识到，在发育期吮吸拇指或奶嘴可能会影响舌头位置，以及吞咽和呼吸功能的发育，甚至面部发育。医生和保健师在年度体检时以及家长在孩子就寝时应教导 PoTSB TLC 代表的健康习惯。

医疗保健从业者应该密切关注关节过度活动的人，在教育他们采取关节保护措施的同时将他们转诊到物理治疗师那里参加稳定和保护关节的项目。父母和医疗保健从业者都应该在鼓励儿童和青少年养成健康的睡眠习惯并采取良好的姿势和体位方面发挥更积极的作用，并应该鼓励儿童和青少年采取积极的生活方式和进行有益健康的运动。

开放气道是急救 ABC 中的首要原则。如果孩子们不能通过鼻子呼吸，他们就会遇到问题。应认真考虑并尽早解决扁桃体肿大、腺样体肥大、鼻窦狭窄、上呼吸道过敏等问题。

Jim：用嘴呼吸者

一个名叫 Jim 的 17 岁少年从小就用嘴呼吸，因为他的鼻窦狭窄。在他成长的岁月里，他遭受了多次上呼吸道和鼻窦感染。因此，他的脸、嘴巴和下颌发育异常，现在为了让一切恢复正常，他即将接受几项大手术，其中包括打开鼻窦并重新调整下颌。

父母应该意识到早期的颞下颌关节损伤可能产生的长期影响。让你的孩子参加拳击、空手道、足球或其他接触性运动之前，请三思而后行。一定要使用适当的防护装备，包括口腔护具。

我希望这本书能使人们提高对 TMJ 相关疾病的认识，以便其在存在不良习惯的情况下接受干预，从而预防 TMJ 相关疾病。

总结

谢谢你和我一起踏上这段旅程。在本书中，我试图尽可能多地提供有关 TMJ 相关疾病的信息，以便你可以采取适当的步骤并在生活中做出必要的改变，从而得以康复。尽管你的下颌或颈部的骨科问题可能无法"治愈"，但遵循本书中提供的指南应该可以让你在正常工作和生活时减少不适，让你的功能障碍有所减轻。

　　我希望并祈祷你能从这些原则中受益，并将这些信息传播出去。这些健康习惯对普通人都有好处，而不仅仅是对那些有疼痛和功能障碍的人。将这些健康习惯告诉你的家人、朋友和医生。在读书俱乐部阅读这本书时，你们可以一起练习吞咽、弹舌头和舌头上推。

资　源

Academy of Orofacial Myofunctional Therapy

口面部肌功能治疗学会

www.myoacademy.com 或 aamsinfo.org

American Academy of Sleep Disorders

美国睡眠障碍学会

www.sleepcenters.org

American Association of Oral and Maxillofacial Surgeons

美国口腔颌面外科医生协会

www.aaoms.org/tmj.php

American Academy of Craniofascial Pain

美国颅面部疼痛学会

www.aacfp.org

American Academy of Orofacial Pain

美国口面部疼痛学会

www.aaop.org

The American Chronic Pain Association

美国慢性疼痛协会

www.theacpa.org

American Dental Association

美国牙科协会

www.ada.org/public/topics/tmd_tmj.asp

American Equilibration Society

美国平衡学会

www.aes-tmj.org

American Physical Therapy Association

美国物理治疗协会

www.apta.org

American Speech Language Hearing Association

美国言语听力协会

www.asha.org

Cornell University Ergonomics Website

美国康奈尔大学人机工程学网站

http://ergo.human.cornell.edu 和 http://healthycomputing.com

International Association of Orofacial Myology

国际口面部肌学学会

www.iaom.com

International Association of Tongue-Tie Professionals

国际舌系带专家协会

www.tonguetieprofessionals.org

The Jaw Joints and Allied Musculo-Skeletal Disorders Foundation

颞下颌关节及相关肌肉骨骼疾病基金会

www.tmjoints.org

La Leche League International

国际母乳会

LLLI.org

National Institute of Dental and Craniofacial Research: National Institutes of Health

美国国立卫生研究院：美国国家口腔和颅面部研究所

www.nidcr.nih.gov/OralHealth/Topics/TMJ/TMJDisorders.htm

National Institutes of Health

美国国立卫生研究院

www.nlm.nih.gov/medlineplus/ency/article/001227.htm

National Headache Foundation

美国国家头痛基金会

www.headaches.org

National Fibromyalgia Association

美国国家纤维肌痛协会

www.fmaware.org

The TMJ Association

颞下颌关节协会

www.tmj.org

TMJ Hope

颞下颌关节希望网站

www.tmjhope.org

参考文献

Introduction

1. Janet G. Travell and David G. Simons, *Myofascial Pain and Dysfunction: The Trigger Point Manual,* Vol. 1 (Baltimore, MD: Williams & Wilkins, 1983, 103).

2. Terrie Cowley, "Status of TMD Diagnosis and Treatment." Who We Are: TMJA Presentations/Letters. TMJ Association, http://www.tmj.org/061291. asp (accessed 14 April 2009). A public testimony presented 12 June 1991 to the National Institutes of Health Task Force on Opportunities for Research on Women's Health.

3. Steven J. Scrivani, David A. Keith, and Leonard B. Kaban, "Temporomandibular Disorders." *The New England Journal of Medicine* 359, no. 25 (2008): 2693–2705.

4. Michael E. Prater, Byron J. Bailey, and Francis B. Quinn, "Temporomandibular Joint Disorders," *Temporomandibular Joint Disorders* (March 1998), http://www.utmb.edu/otoref/grnds/tmj-1998/tmj. htm (accessed 14 April 2009); Richard B. Lipton and Marcelo E. Bigal, "Migraine and Other Headache Disorders," Scribd/Taylor & Francis Group, http://www.scribd.com/doc/ 8567 521/Migraine-and-Other-Headache-Disorders (accessed 14 April 2009).

5. NIDCR National Institutes of Health. "Less Is Often Best in Treating TMJ Disorders." http://www.nidcr.nih.gov/OralHealth/Topics/TMJ/LessisBest. htm (accessed 14 April 2009).

6. Scrivani, Keith, and Kaban, "Temporomandibular Disorders," 2693–2705.

7. National Institute of Dental and Craniofacial Research with NIH online pamphlet, *"TMJ Disorders,"* http://www.nidcr.nih.gov/OralHealth/Topics/ TMJ/TMJ Disorders.htm (accessed 14 April 2009).

Chapter 2
Important Anatomy

1. M. M. Panjabi and A. A. White III, *Biomechanics in the Musculoskeletal System* (New Haven, CT: Churchill Livingstone, 2001, 175).

2. Welden E. Bell, *Temporomandibular Disorders: Classification, Diagnosis, Management*, 3rd ed. (Chicago, IL: Year Book Medical Publishers, Inc., 1990).

3. Zarb et al. *Temporomandibular Joint and Masticatory Muscle Disorders*, 2nd ed. (Munksgaard, Copenhagen: Mosby, 1995)

4. H. Kang, G. J. Bao, and S. N. Qi, "Biomechanical Responses of Human Temporomandibular Joint Disc under Tension and Compression," *International Journal of Oral Maxillofacial Surgery* 35, no. 9 (September 2006): 817–821.

5. Jeffrey P. Okeson, *Management of Temporomandibular Disorders and Occlusion*, 6th ed. (St. Louis, MO: Mosby Elsevier, 2008, 9).

6. Jeffrey P. Okeson, *Management of Temporomandibular Disorders and Occlusion*, 6th ed. (St. Louis, MO: Mosby Elsevier, 2008).

7. J. Gronqvist, B. Haggman-Henrikson, and P. O. Eriksson, "Impaired Jaw Function and Eating Difficulties in Whiplash-associated Disorders," *Swedish Dentistry Journal.* 32, no. 4 (2008): 171–177; Bell, 1990.

8. Robert Berkow et al., eds., *The Merck Manual of Medical Information* (New York: Pocket Books, Simon & Schuster, 1997).

9. NINDS National Institute of Neurological Disorders and Stroke. "NINDS Occipital Neuralgia Information Page." http://www.ninds.nih.gov/disorders/oc cipitalneuralgia/occipitalneuralgia.htm (accessed 29 April 2009); Janet G. Travell and David G. Simons, *Myofascial Pain and Dysfunction: The Trigger Point Manual*, Vol. 1 (Baltimore, MD: Williams & Wilkins, 1983).

10. M. B. Yunus, "Central Sensitivity Syndromes: A New Paradigm and Group Nosology for Fibromyalgia and Overlapping Conditions, and the Related Issue of Disease Versus Illness," *Seminars in Arthritis and Rheumatism* 37 (June 2008): 339–352; P. Svensson, T. List, and G. Hector, "Analysis of Stimulus-evoked Pain in Patients with Myofascial Temporomandibular Pain Disorders," *Pain* 92, no. 3 (June 2001): 399–409.

11. Steven L. Kraus, *Temporomandibular Joint Disorders*, 2nd ed. (New York: Churchill Livingstone, Inc, 1994).

Chapter 3
Step 1: Stop the Overuse and Abuse of Your Jaw

1. Y. Zhao and D. Ye, "Measurement of Biting Force of Normal Teeth at

Different Ages," *Hua Xi Yi Ke Da Xue Xue Bao* 25, no. 4 (1994): 414–417.

2. H. Kang, G. J. Bao, and S. N. Qi, "Biomechanical Responses of Human Temporomandibular Joint Disc under Tension and Compression," *International Journal of Oral and Maxillofacial Surgery* 35, no. 9 (September 2006): 817–821.

3. American Academy of Orofacial Pain. "Patient Information: TMD Tutorial." http://aaop.avenet.net/index.asp?Type=B_BASIC&SEC={5C4A7D2C-EF C8-450C-B93F-DCC0E8E640FD} (accessed 14 April 2009).

4. Rocabado, Mariano, and Z. Annette Iglarsh. *Musculoskeletal Approach to Maxillofacial Pain*. New York: J. B. Lippincott Company, 1991.

5. U.S. Dietary Health Guideline. http://www.health.gov/Dietary Guidelines (accessed 14 April 2009).

6. Travell, Janet G., and David G. Simons. *Myofascial Pain and Dysfunction: The Trigger Point Manual*. Vol. 1. Baltimore: Williams & Wilkins, 1983.

Chapter 4
Step 2: The Power of Posture: Learn How to Stand, Sit, and Sleep

1. Paul Brindza, "How Many Atoms Are in the Human Head?" Jefferson Lab, http://education.jlab.org/qa/mathatom_03.html (accessed 26 April 2009).

2. H. Duane Saunders, *Self-Help Manual For Your Neck* (Chaska, MN: The Saunders Group, Inc., 1992).

3. H. Ohmure et al., "Influence of Forward Head Posture on Condylar Position," *Journal of Oral Rehabilitation* 35, no. 11 (November 2008): 795–800.

4. Mariano Rocabado and Z. Annette Iglarsh, *Musculoskeletal Approach to Maxillofacial Pain* (New York: J.B. Lippincott Company, 1991).

5. Robert L. Talley, "TMD: An Orthopedic Perspective" (professional presentation, Dallas, TX, 26 January 2006).

6. Annette Iglarsh et al., "The Secret of Good Posture." (n.d.) http://www.apta. org/AM/Template.cfm?Section=Home&TEMPLATE=/CM/ HTMLDisplay. cfm&CONTENTID=20457 (accessed 26 April 2009) and http://www. larson rehab.com/downloads/Posture%20brochure%20apta.pdf (accessed 16 November 2009).

7. E. M. Tingey, P. H. Buschang, and G. S. Throckmorton, "Mandibular Rest Position: A Reliable Position Influenced by Head Support and Body

Posture," *American Journal of Orthodontics and Dentofacial Orthopedics* 120, no. 6 (2001): 614–622.

8. O. Komiyama et al., "Posture Correction as Part of Behavioural Therapy in Treatment of Myofascial Pain with Limited Opening," *Journal of Oral Rehabilitation* 26, no. 5 (1999): 428–435.

9. P. H. Witherspoon, Jr., "Why Some Cases of Mandibular Advancement Fail," *Functional Orthodontist* 21, no. 2 (April–June 2004): 24–30, 32.

10. Mark A. Caselli and Edward C. Roznca, "Detecting and Treating Leg Length Discrepancies," *Podiatry Today* 15, no. 12 (2002), http://www. podiatrytoday.com/article/1035 (accessed 26 April 2009).

11. Janet G. Travell and David G. Simons, *Myofascial Pain and Dysfunction: The Trigger Point Manual*, Vol. 1 (Baltimore, MD: Williams & Wilkins, 1983).

12. David G. Magee, *Orthopedic Physical Assessment*, 4th ed. (St. Louis, MO: Saunders Elsevier, 2008).

13. Florence P. Kendall, *Muscles Testing and Function with Posture and Pain*, 5th ed. (Baltimore, MD: Lippincott Williams & Wilkins, 2005).

14. Magee, *Orthopedic Physical Assessment*.

15. D. A. Neumann, *Kinesiology of the Musculoskeletal System—Foundations for Physical Rehabilitation* (St. Louis, MO: C.V. Mosby, 2002).

16. H. Duane Saunders, *Evaluation, Treatment and Prevention of Musculoskeletal Disorders* (Minneapolis, MN: Viking Press, Inc., 1985, 317).

17. J. Lapointe et al., "Interaction Between Postural Risk Factors and Job Strain on Self-reported Musculoskeletal Symptoms among Users of Video Display Units: A Three-year Prospective Study," *Scandinavian Journal of Work and Environmental Health* 35, no. 2 (2009): 134–144.

18. Alan Hedge, "What Is the 'Best' Sitting Posture?" HealthyComput ing. com, http://www.healthycomputing.com/articles/publish/news/What_is_ the_Best_Sitting_Posture.shtml (accessed 26 April 2009).

19. Reid Connell et al., "Cervical Spine with Human Cadaver Dissection" (professional course, Oregon Health Sciences University, September 1990).

20. Alan Hedge, "Tips for Reducing Eye Strain," HealthyComputing. com, http://www.healthycomputing.com/articles/publish/tips/Tips_For_ Reducing_Eye strain.shtml (accessed 26 April 2009).

21. Graciela M. Perez, "Ten Tips to Improve Your Ergonomics While Driving,"

Los Alamos National Lab, http://www.lanl.gov/orgs/pa/newsbulletin/2004/05/17/ErgonomicsandDriving.pdf (accessed 26 April 2009).

22. Philip Fabrizio, "Ergonomic Intervention in the Treatment of a Patient with Upper Extremity and Neck Pain," *Physical Therapy* 89, no. 4 (April 2009): 351–360.

23. Alan Hedge, "Ergonomic Guidelines for Arranging a Computer Workstation—10 Steps for Users," http://ergo.human.cornell.edu/ergoguide.html (accessed 24 October 2009).

24. William C. Dement and Christopher Vaughn, *The Promise of Sleep* (New York: Delacorte Press, 1999).

25. Barry J. Sessle et al., eds., *Orofacial Pain*, 2nd ed. (Chicago, IL: Quintessence Publishing Co., 2008).

26. H. Yatani, "Comparison of Sleep Quality and Psychologic Characteristics in Patients with Temporomandibular Disorders," *Journal of Orofacial Pain* 16, no. 3 (2002): 221–228, http://www.ncbi.nlm.nih.gov/pubmed/12221738 (accessed 8 November 2009).

27. Sessle et al., *Orofacial Pain*, 130.

28. Travell and Simons, *Myofacial Pain*.

29. Richard Ferber, *Solve Your Child's Sleep Problems*, 2nd ed. (New York: Fireside, 2006).

30. *Consumer Reports on Health* 20, no. 11 (November 2008): 10.

31. "Your Guide to Healthy Sleep," NIH publication No. 06-5800, April 2006, http://www.nhlbi.nih.gov/health/public/sleep/healthysleepfs.pdf (accessed 26 April 2009).

32. National Institutes of Health, "Sleep Apnea," http://www.nlm.nih.gov/medlineplus/sleepapnea.html (accessed 27 April 2009).

33. Talley, "TMD."

Chapter 5
Step 3: TLC: Teeth Apart, Lips Together, and Calm Your Muscles and Mind

1. James L. Guinn, "TMD from A to Z" (professional course, Salt Lake City, UT, 1 November 2002).

2. Y. Zhao and D. Ye, "Measurement of Biting Force of Normal Teeth at Different Ages," *Hua Xi Yi Ke Da Xue Xue Bao* 25, no. 4 (1994): 414–417.

3. Guinn, "TMD A to Z."

4. Ibid.

5. Ibid.

6. Steven J. Scrivani, David A. Keith, and Leonard B. Kaban, "Temporomandibular Disorders," *The New England Journal of Medicine* 359, no. 25 (2008): 2693–2705.

7. Janet G. Travell and David G. Simons, *Myofascial Pain and Dysfunction: The Trigger Point Manual*, Vol. 1. (Baltimore, MD: Williams & Wilkins, 1983).

8. "A New Way for TMJ," *Harvard Health Letter,* February 2009. https://www.health.harvard.edu/newsletters/Harvard_Health_Letter/2009/February (accessed 1 February 2009).

9. Scrivani, Keith, and Kaban, "Temporomandibular Disorders."

10. M. Z. Al-Ani et al., "Stabilisation Splint Therapy for Temporomandibular Pain Dysfunction Syndrome," Cochrane Database of Systematic Reviews 2004, Issue 1, http://www.cochrane.org/reviews/en/ab002778.html (accessed 20 April 2009).

11. Scrivani, Keith, and Kaban, "Temporomandibular Disorders," 2701–2702.

12. Mariano Rocabado and Z. Annette Iglarsh, *Musculoskeletal Approach to Maxillofacial Pain.* New York: J.B. Lippincott Company, 1991.

13. M. Rocabado, B. E. Johnston, and M. G. Blakney, "Physical Therapy and Dentistry: An Overview," *Journal of Craniomandibular Practice* 1, no. 1 (1982–1983): 47–49.

14. Rocabado and Iglarsh, *Musculoskeletal Approach.*

15. Harold Gelb, *Clinical Management of Head, Neck and TMJ Pain and Dysfunction: A Multi-Disciplinary Approach to Diagnosis and Treatment*, 2nd ed. (Philadelphia, PA: W.B. Saunders Company, 1985).

16. Ibid.

17. Theresa Hale, *Breathing Free* (New York: Harmony Books, 1999).

18. Gelb, *Clinical Management.*

Chapter 6
Step 4: Train Your Tongue and Swallow Carefully

1. C. Lazarus et al., "Effects of Two Types of Tongue Strengthening Exercises in Young Normals," *Folia Phoniatrica Et Logopaedica* 55, no. 4 (2003): 199–205.

2. Mariano Rocabado and Z. Annette Iglarsh, *Musculoskeletal Approach to Maxillofacial Pain* (New York: J. B. Lippincott Company, 1991).

3. E. P. Harvold, "The Role of Function in the Etiology and Treatment of Malocclusion," *American Journal of Orthodontics and Dentofacial Orthopedics* 54 (1968): 883–898; E. P. Harvold, K. Vargervik, and G. Chierici, "Primate Experiments on Oral Sensation and Dental Malocclusions," *American Journal of Orthodontics and Dentofacial Orthopedics* 63 (1973): 494–508; E. P. Harvold et al., "Primate Experiments on Oral Respiration," *American Journal of Orthodontics and Dentofacial Orthopedics* 79, no. 4 (April 1981): 359–372; George P. Chierici, Egil Harvold, and W. James Dawson, "Primate Experiments on Facial Asymmetry," *Journal of Dental Research* 49 (July 1970): 847–851; K. Vargervik et al., "Morphologic Response to Changes in Neuromuscular Patterns Experimentally Induced by Altered Modes of Respiration," *American Journal of Orthodontics and Dentofacial Orthopedics* 85, no. 2 (February 1984): 115–124.

4. T. M. Weiss, S. Atanasov, and K. H. Calhoun, "The Association of Tongue Scalloping with Obstructive Sleep Apnea and Related Sleep Pathology," *Archives of Otolaryngology Head and Neck Surgery* 133 (2005): 966–971.

5. R. M. Mason, and W. R. Proffit, "The Tongue Thrust Controversy: Background and Recommendations," *Journal of Speech and Hearing Disorders* 39 (May 1974): 115–132.

6. K. Yamada et al., "A Case of Anterior Open Bite Developing during Adolescence," *Journal of Orthodontics* 28, no. 1 (March 2001): 19–24.

7. Hilary Wilson, speech-language pathologist (personal interview, 2008).

8. Ibid.

9. Rocabado and Iglarsh, *Musculoskeletal Approach.*

10. Reid Connell et al., "Cervical Spine with Human Cadaver Dissection" (professional course, Oregon Health Sciences University, September 1990).

11. A. H. Messner and M. L. Lalakea, "Ankyloglossia: Controversies in Management," *International Journal of Pediatric Otorhinolaryngology* 54 (31 August 2000): 123–131.

12. Wilson, personal interview.

13. Curtis S. Weiss, Mary E. Gordon, and Herold S. Lillywhite, *Clinical Management of Articulatory and Phonologic Disorders*, 2nd ed. (Baltimore,

MD: Williams & Wilkins, 1987).

14. Wilson, personal interview; D. M. Ruscello et al., "Macroglossia: A Case Study," *Journal of Communication Disorders* 38, no. 2 (March–April 2005): 109–122.

15. Weiss, Gordon, and Lillywhite, *Clinical Management.*

16. Rocabado and Iglarsh, *Musculoskeletal Approach.*

17. Table adapted from Steven L. Kraus, *Temporomandibular Joint Disorders*, 2nd ed. (New York: Churchill Livingstone, Inc., 1994).

18. Kraus, *Temporomandibular Joint Disorders.*

19. N. J. Lass et al., *Handbook of Speech-Language Pathology and Audiology* (St. Louis, MO: B. C. Decker Inc., 1988).

20. Barry J. Sessle et al., eds., *Orofacial Pain*, 2nd ed. (Chicago, IL: Quintessence Publishing Co., 2008).

21. Rocabado and Iglarsh, *Musculoskeletal Approach.*

22. Wilson, personal interview.

23. Douglas H. Morgan et al., *Diseases of the Temporomandibular Apparatus, A Multidisciplinary Approach,* 2nd ed. (St. Louis, MO: C.V. Mosby, 1982).

24. Harold Gelb, *Clinical Management of Head, Neck and TMJ Pain and Dysfunction: A Multi-Disciplinary Approach to Diagnosis and Treatment*, 2nd ed. (Philadelphia: W.B. Saunders Company, 1985).

25. W. R. Proffit, B. B. Chastain, and L. A. Norton, "Linguopalatal Pressure in Children," *American Journal of Orthodontics and Dentofacial Orthopedics* 55 (1969): 154–166.

Chapter 7
Step 5: Breathe Well

1. C. Gilbert, "Clinical Applications of Breathing Regulation: Beyond Anxiety Management," *Behavior Modification* 27, no. 5 (Oct 2003): 692–709; Robert Fried, *Breathe Well, Be Well: A Program to Relieve Stress, Anxiety, Asthma, Hypertension, Migraine, and Other Disorders for Better Health* (Hoboken, NJ: John Wiley and Sons, Inc., 1999).

2. Robert Fried, *The Hyperventilation Syndrome, Research and Clinical Treatment* (Baltimore, MD: The John Hopkins University Press, 1987).

3. W. K. Amery, "Brain Hypoxia: The Turning-point in the Genesis of the Migraine Attack?" *Cephalalgia* 2, no. 2 (June 1982): 83–109.

4. NINDS of the NIH, "Headache: Hope Through Research," http://www. ninds.nih.gov/disorders/headache/detail_headache.htm (accessed 25 October 2009).

5. Gilbert, "Clinical Applications"; H. Folgering, "The Pathophysiology of Hyperventilation Syndrome," *Monaldi Archives of Chest Disease* 54, no. 4 (August 1999): 365–372.

6. R. A. Cluff, "Chronic Hyperventilation and Its Treatment by Physiotherapy: Discussion Paper," *Journal of the Royal Society of Medicine,* no. 77, (October 1984): 855–862.

7. Thomas R. Baechle and Roger W. Earle, eds., *Essentials of Strength Training and Conditioning*, National Strength and Conditioning Association, 2nd ed. (Champaign, IL: Human Kinetics, 2000).

8. Fried, *Breathe Well*, 26.

9. Cluff, "Chronic Hyperventilation."

10. NIH Medline Plus, "Obesity Hypoventilation Syndrome," http://www.nlm. nih.gov/medlineplus/ency/article/000085.htm (accessed 1 August 2009).

11. E. P. Harvold et al., "Primate Experiments on Oral Respiration," *American Journal of Orthodontics and Dentofacial Orthopedics* 79, no. 4 (April 1981): 359–372.

12. Janet G. Travell and David G. Simons, *Myofascial Pain and Dysfunction: The Trigger Point Manual*, Vol. 1 (Baltimore, MD: Williams & Wilkins, 1983).

13. Fried, *Breathe Well.*

14. Ibid.; Theresa Hale, *Breathing Free* (New York: Harmony Books, 1999).

15. R. Galiano, "The Ins and Outs of Breathing," *The Dallas Morning News* (21 September 2004): 3E.

16. E. A. Holloway and R. J. West, "Integrated Breathing and Relaxation Training (the Papworth Method) for Adults with Asthma in Primary Care: A Randomised Controlled Trial," *Thorax* 62, no. 12 (2007): 1039–1042.

17. Baechle and Earle, *Essentials of Strength.*

18. Cluff, "Chronic Hyperventilation."

Chapter 8
Step 6: Care for Your Muscles

1. D. J. Alvarez and P. G. Rockwell, "Trigger Points: Diagnosis and

Management," *American Family Physician* 65, no. 4 (15 February 2002): 653–660; Douglas H. Morgan et al., *Diseases of the Temporomandibular Apparatus: A Multidisciplinary Approach,* 2nd ed. (St. Louis, MO: C.V. Mosby, 1982).

2. Figure adapted from H. Duane Saunders, *Self-Help Manual for Your Neck* (Chaska, MN: The Saunders Group, Inc., 1992).

3. W. P. Hanten et al., "Effectiveness of a Home Program of Ischemic Pressure Followed by Sustained Stretch for Treatment of Myofascial Trigger Points," *Physical Therapy* 80, no. 10 (October 2000): 997–1003.

4. Janet G. Travell and David G. Simons, *Myofascial Pain and Dysfunction: The Trigger Point Manual*, Vol. 1 (Baltimore, MD: Williams & Wilkins, 1983); David G. Simons, Janet G. Travell, and Lois S. Simons, *Travell & Simons' Myofascial Pain and Dysfunction: The Trigger Point Manual,* 2nd ed. (Baltimore, MD: Williams & Wilkins, 1999).

5. R. D. Gerwin, "A Review of Myofascial Pain and Fibromyalgia—Factors that Promote their Persistence," *Acupuncture in Medicine* 23, no. 3 (September 2005): 121–134.

6. Simons, Travell, and Simons, *Travell and Simons' Myofascial.*

7. Travell and Simons, *Myofascial Pain.*

8. Ibid.

9. Simons, Travell, and Simons, *Travell and Simons' Myofascial.*

10. Ibid.

11. J. M. McPartland, "Travell Trigger Points—Molecular and Osteopathic Perspectives," *Journal of the American Osteopathic Association* 104, No. 6 (June 2004): 244–249; Simons, Travell, and Simons, *Travell and Simons' Myofascial.*

12. Simons, Travell, and Simons, *Travell and Simons' Myofascial.*

13. McPartland, "Travell Trigger Points."

14. Travell and Simons, *Myofascial Pain.*

15. Travell and Simons, *Myofascial Pain.*

16. This table is partially modified and modeled after a list used in David G. Simons, Janet G. Travell, and Lois S. Simons, *Travell & Simons' Myofascial Pain and Dysfunction: The Trigger Point Manual,* 2nd ed. (Baltimore, MD: Williams & Wilkins, 1999).

17. Gerwin, "A Review of Myofascial Pain."

18. Hanten, "Effectiveness of a Home Program."

19. C. Fernandez de las Penas et al., "Myofascial Trigger Points and their Relationship to Headache: Clinical Parameters in Chronic Tensiontype Headache," *Headache* 46, no. 8 (September 2006): 1264–1272.

20. Saunders, *Self-Help Manual.*

21. Simons, Travell, and Simons, *Travell and Simons' Myofascial.*

22. Fernandez de las Penas et al., "Myofascial Trigger Points."

23. Saunders, *Self-Help Manual.*

24. Travell and Simons, *Myofascial Pain.*

25. Simons, Travell, and Simons, *Travell and Simons' Myofascial.*

26. Travell and Simons, *Myofascial Pain.*

27. Fernandez de las Penas et al., "Myofascial Trigger Points."

28. Travell and Simons, *Myofascial Pain.*

29. Simons, Travell, and Simons, *Travell and Simons' Myofascial.*

30. T. Ono et al., "Evaluation of Tongue-, Jaw-, and Swallowing-Related Muscle Coordination During Voluntarily Triggered Swallowing," *International Journal of Prosthodontics* 22, no. 4 (2009): 493–498.

31. Travell and Simons, *Myofascial Pain.*

32. Simons, Travell, and Simons, *Travell and Simons' Myofascial.*

33. Ibid.

34. K. Matsunaga et al., "An Anatomical Study of the Muscles that Attach to the Articular Disc of the Temporomandibular Joint," *Clinical Anatomy* 22, no. 8 (2009): 932–940.

35. Travell and Simons, *Myofascial Pain.*

36. Simons, Travell, and Simons, *Travell and Simons' Myofascial.*

37. Ono et al., "Evaluation of Tongue-."

38. Travell and Simons, *Myofascial Pain.*

39. Simons, Travell, and Simons, *Travell and Simons' Myofascial.*

40. Travell and Simons, *Myofascial Pain.*

41. Simons, Travell, and Simons, *Travell and Simons' Myofascial.*

42. Travell and Simons, *Myofascial Pain*; Simons, Travell, and Simons, *Travell and Simons' Myofascial.*

43. Travell and Simons, *Myofascial Pain.*

44. Ibid.

45. Simons, Travell, and Simons, *Travell and Simons' Myofascial.*

46. Fernandez de las Penas et al., "Myofascial Trigger Points."
47. Simons, Travell, and Simons, *Travell and Simons' Myofascial.*
48. Travell and Simons, *Myofascial Pain.*
49. Simons, Travell, and Simons, *Travell and Simons' Myofascial.*
50. American College of Rheumatology, "Fibromyalgia," http://www.rheuma tology.org/public/factsheets/diseases_and_conditions/fibromyalgia. asp?aud=pat (accessed 9 April 2009).
51. D. Starlanyl and M. E. Copeland, *Fibromyalgia & Chronic Myofascial Pain Syndrome: A Survival Manual* (Oakland, CA: New Harbinger Publications, 1996).
52. American College of Rheumatology, "Criteria for the Classification of Fibromyalgia," 1990, http://www.nfra.net/Diagnost.htm (accessed 9 April 2009).
53. Steven L. Kraus, *Temporomandibular Joint Disorders*, 2nd ed. (New York: Churchill Livingstone, Inc., 1994).
54. National Institute of Arthritis and Musculoskeletal and Skin Diseases, "Fibromyalgia," http://www.niams.nih.gov/Health_Info/Fibromyalgia/ default.asp (accessed 29 April 2009).
55. Gerwin, "A Review of Myofascial Pain."

Chapter 9
Step 7: Care for Your Disks and Ligamentous Structures

1. Jeffrey P. Okeson, *Management of Temporomandibular Disorders and Occlusion*, 6th ed. (St. Louis, MO: Mosby Elsevier, 2008).
2. Mariano Rocabado and Z. Annette Iglarsh, *Musculoskeletal Approach to Maxillofacial Pain* (New York: J. B. Lippincott Company, 1991).
3. Tufts University, "TMJ4," http://iris3.med.tufts.edu/dentgross/labguide/ TMJ4.html (accessed 27 October 2009).
4. A. Isberg, S. E. Widmalm, and R. Ivarsson, "Clinical, Radiographic and Electromyographic Study of Patients with Internal Derangement of the Temporomandibular Joint," *American Journal of Orthodontics and Dentofacial Orthopedics* 88, no. 6 (1985): 453–460.
5. NIDCR of the NIH, "TMJ Disorders," http://www.nidcr.nih.gov/ OralHealth/Topics/TMJ/TMJDisorders.htm (accessed 29 April 2009).
6. S. J. Scrivani, D. A. Keith, and L. B. Kaban, "Temporomandibular

Disorders," *New England Journal of Medicine* 359 (2008): 2693–2705.

7. Rocabado and Iglarsh, *Musculoskeletal Approach*, 81.

8. Rocabado and Iglarsh, *Musculoskeletal Approach*.

9. Steven L. Kraus, *Temporomandibular Joint Disorders*, 2nd ed. (New York: Churchill Livingstone, Inc., 1994).

10. Table adapted from a table in David G. Magee, *Orthopedic Physical Assessment*, 4th ed. (St. Louis, MO: Saunders Elsevier, 2008).

11. American Academy of Orofacial Pain, "Patient Information: TMD Tutorial," http://aaop.avenet.net/index.asp?Type=B_BASIC&SEC={BACACF0A-25 A6-49E6-A6DB-10CD34992C0F} (accessed 29 April 2009).

12. C. Hirsch, M. T. John, and A. Stang, "Association Between Generalized Joint Hypermobility and Signs and Diagnoses of Temporomandibular Disorders," *European Journal of Oral Sciences* 116, no. 6 (December 2008): 525–530.

13. Michael R. Simpson, "Benign Joint Hypermobility Syndrome: Evaluation, Diagnosis, and Management," *Journal of the American Osteopathic Association* 106, no. 9 (September 2006): 531–536.

14. F. Malfait et al., "The Genetic Basis of the Joint Hypermobility Syndromes." *Rheumatology* 45, no. 5 (May 2006): 502–507.

15. Arthritis Research Campaign, "Joint Hypermobility," http://www.arc.org.uk/arthinfo/patpubs/6019/6019.asp (accessed 29 April 2009).

16. The Hypermobility Syndrome Association, "The Brighton Score—The New Diagnostic Criteria for HMS," http://www.hypermobility.org/diagnosis.php (accessed 24 July 2009).

17. Arthritis Research Campaign, "Joint Hypermobility."

Chapter 10
Step 8: Halt Head and Neck Pain

1. NINDS of the NIH, "Headache Hope Through Research," http://www.ninds.nih.gov/disorders/headache/headachehope.pdf (accessed 29 April 2009).

2. National Institutes of Health, Medline Plus, "Headache," http://www.nlm.nih.gov/medlineplus/ency/article/003024.htm (accessed 29 April 2009).

3. R. B. Lipton et al., "Classification of Primary Headaches," *Neurology* 10, no. 63 (August 2004): 427–435.

4. Y. D. Fragoso et al., "Crying As a Precipitating Factor for Migraine and Tension-type Headache, *Sao Paulo Medical Journal* 121, no. 1 (2 Jan 2003): 31–33.

5. National Headache Association, "Low Tyramine Headache Diet," http://www.headaches.org/pdf/Diet.pdf (accessed 24 July 2009).

6. National Institutes of Health, Medline Plus, "Headache."

7. D. B. Matchar et al., "The Headache Management Trial: A Randomized Study of Coordinated Care," *Headache* 48, no. 9 (October 2008): 1294–1310.

8. *Consumer Reports on Health*, "Dealing with a Pain in the Neck," August 2008, 7.

9. Ibid.

10. J. L. Riley et al., "Self-care Behaviors Associated with Myofascial Temporomandibular Disorder Pain," *Journal of Orofacial Pain* 21, no. 3 (2007): 194–202.

11. Mariano Rocabado and Z. Annette Iglarsh. *Musculoskeletal Approach to Maxillofacial Pain*. New York: J. B. Lippincott Company, 1991.

12. Janet G. Travell and David G. Simons, *Myofascial Pain and Dysfunction: The Trigger Point Manual*, Vol. 1 (Baltimore, MD: Williams & Wilkins, 1983).

13. Rocabado and Iglarsh, *Musculoskeletal Approach*.

14. Ibid.

15. Ibid.

Chapter 11
Step 9: Reduce Stress and Begin to Exercise

1. S. J. Scrivani, D. A. Keith, and L. B. Kaban, "Temporomandibular Disorders," *The New England Journal of Medicine* 359, no. 25 (2008): 2693–2705; M. B. Yunus, "Central Sensitivity Syndromes: A New Paradigm and Group Nosology for Fibromyalgia and Overlapping Conditions, and the Related Issue of Disease Versus Illness," *Seminars in Arthritis and Rheumatism* 37, no. 6 (June 2008): 339–352.

2. Scrivani, Keith, and Kaban, "Temporomandibular Disorders."

3. Erica Goode, "The Heavy Cost of Stress," *The New York Times*, 17 December 2002, http://www.nytimes.com/2002/12/17/science/the-heavy-

cost-of-chronic-stress.html?pagewanted=1 (accessed 2 August 2009); W. B. Salt, II, and E. H. Season, *Fibromyalgia and the Mind/Body/Spirit Connection* (Columbus, OH: Parkview Publishing, 2000).

4. Jon Kabat-Zinn, *Full Catastrophe Living: Using the Wisdom of Your Body and Mind to Face Stress, Pain, and Illness* (New York: Dell Publishing, 1990, 80).

5. Stephanie Gold, "Mind Your Body: A Higher Road to Relaxation," *Psychology Today* (July/August 2007). http://www.psychologytoday. com/articles/index.php?term=pto-4380.html&fromMod=popular_anxiety (accessed 30 April 2009).

6. Caroline Myss, *Why People Don't Heal, and How They Can* (New York: Harmony Books, 1997).

7. U.S. Department of Health and Human Resources, "Physical Activity Guidelines for Americans," http://www.health.gov/PAGuide lines/ committeerepo rt .aspx. A summary is also available: http://www.health. gov/paguidelines/guidelines/summary.aspx (accessed 24 July 2009).

8. G. A. Brenes et al., "Treatment of Minor Depression in Older Adults: A Pilot Study Comparing Sertraline and Exercise," *Aging and Mental Health* 11, no. 1 (January 2007): 61–68; D. Haaland et al., "Is Regular Exercise a Friend or Foe of the Aging Immune System? A Systematic Review," *Clinical Journal of Sport Medicine* 18, no. 6 (November 2008): 539–548; A. C. King et al., "Effects of Moderate-intensity Exercise on Polysomnographic and Subjective Sleep Quality in Older Adults with Mild to Moderate Sleep Complaints," *The Journals of Gerontology Series A: Biological Sciences and Medical Sciences Advance* 63, no. 9 (September 2008): 997–1004; T. Liu-Ambrose and M. Donaldson, "Exercise and Cognition in Older Adults: Is There a Role for Resistance-Training Programs?" *British Journal of Sports Medicine* 43, no.1 (January 2009): 25–27; T. Schwager, "Exercise and the Brain," *Advance for Physical Therapists and PT Assistants* (16 June 2008): 28–29.

9. H. Besson et al., "Relationship Between Subdomains of Total Physical Activity and Mortality," *Medicine and Science in Sports and Exercise* 40, no. 11 (8 November 2008): 1909–1915.

10. Thomas R. Baechle and Roger W. Earle, eds., *Essentials of Strength Training and Conditioning*, National Strength and Conditioning

Association, 2nd ed. (Champaign, IL: Human Kinetics, 2000).

11. U.S. Department of Health and Human Resources, "Physical Activity Guidelines."

12. Janet G. Travell and David G. Simons, *Myofascial Pain and Dysfunction: The Trigger Point Manual*, Vol. 1 (Baltimore, MD: Williams & Wilkins, 1983).

13. Baechle and Earle, *Essentials of Strength.*

Chapter 12
Step 10: Make Your Action Plan

1. S. J. Scrivani, D. A. Keith, and L. B. Kaban, "Temporomandibular Disorders," *The New England Journal of Medicine* 359, no. 25 (2008): 2693–2705.

2. National Institute of Dental and Craniofascial Research, NIH, "Less Is Often Best in Treating TMJ Disorders," http://www.nidcr.nih.gov/ OralHealth/Topics/TMJ/LessisBest.htm (accessed 14 April 2009).

推荐阅读

Al-Ani, M. Z., S. J. Davies, R. J. M. Gray, P. Sloan, and A. M. Glenny. 2004. Stabilisation splint therapy for temporomandibular pain dysfunction syndrome. *Cochrane Database of Systematic Reviews 2004*, Issue 1. http://www.cochrane.org/reviews/en/ab002778.html (accessed 20 April 2009).

Alvarez, D. J., and P. G. Rockwell. 2002. Trigger points: diagnosis and management. *American Family Physician* 65, no. 4: 653–660.

American Academy of Orofacial Pain. Patient information: TMD tutorial. http://aaop.avenet.net/index.asp?Type=B_BASIC&SEC={5C4A7D2C-EFC8-450C-B93F-DCC0E8E640FD} (accessed 14 April 2009).

American College of Rheumatology. 1990. Criteria for the classification of fibromyalgia. http://www.nfra.net/Diagnost.htm (accessed 9 April 2009).

American College of Rheumatology. Fibromyalgia. http://www.rheumatology.org/public/factsheets/diseases_and_conditions/fibromyalgia.asp?aud=pat (accessed 9 April 2009).

Amery, W. K. 1982. Brain hypoxia: the turning-point in the genesis of the migraine attack? *Cephalalgia* 2, no. 2: 83–109.

A new way for TMJ. 2009. *Harvard Health Letter*. https://www.health.harvard.edu/newsletters/Harvard_Health_Letter/2009/February (accessed 1 February 2009).

Arthritis Research Campaign. Joint hypermobility. http://www.arc.org.uk/arthinfo/patpubs/6019/6019.asp (accessed 29 April 2009).

Astrand, P. O. 1987. Exercise physiology and its role in disease prevention and in rehabilitation. *Archives of Physical Medicine and Rehabilitation* 68: 305–309.

Avitzur, Orly. 2008. Tracking down migraine triggers. *Consumer Reports on Health* 20, no. 4: 11.

Bacci, I., and M. Richman. 2002. Waiting to inhale. *Advance for Physical Therapists & PT Assistants*:32–34.

Baechle, Thomas R., and Roger W. Earle, eds. 2000. *Essentials of strength training and conditioning*. National Strength and Conditioning Association. 2nd ed. Champaign, IL: Human Kinetics.

Bell, Welden E. 1990. *Temporomandibular disorders: classification, diagnosis, management*. 3rd ed. Chicago, IL: Year Book Medical Publishers, Inc.

Berkow, Robert, Mark H. Beers, and Andrew J. Fletcher, eds. 1997. *The Merck manual of medical information*. New York: Pocket Books.

Besson, H., U. Ekelund, S. Brage, R. Luben, S. Bingham, K. T. Khaw, and N. J. Wareham. 2008. Relationship between subdomains of total physical activity and mortality. *Medicine and Science in Sports and Exercise* 40, no.11: 1909–1915

Brazeau, G. A., H. A. Gremillion, C. G. Widmer, P. E. Mahan, M. B. Benson, A. P. Mauderli, J. L. Riley III, and C. L. Smith. 1998. The role of pharmacy in the management of patients with temporomandibular disorders and orofacial pain. *Journal of the American Pharmacy Association* 38:354–363.

Brenes, G. A., J. D. Williamson, S. P. Messier, W. J. Rejeski, M. Pahor, E. Ip, and B. W. Penninx. 2007. Treatment of minor depression in older adults: a pilot study comparing Sertraline and exercise. *Aging and Mental Health* 11, no. 1: 61–68.

Brindza, Paul. How many atoms are in the human head? Jefferson Lab. http://education.jlab.org/qa/mathatom_03.html (accessed 26 April 2009).

Bruce, B., J. F. Fries, and D. P. Lubeck. 2005. Aerobic exercise and its impact on musculoskeletal pain in older adults: A 14-year prospective, longitudinal. *Arthritis Research and Therapy* 7, no. 6: 1263–1270.

Caselli, Mark A., and Edward C. Roznca. 2002. Detecting and treating leg length discrepancies. *Podiatry Today* 15, no. 12. http://www.podiatrytoday.com/article/1035 (accessed 26 April 2009).

Center on Aging Studies. Breathing exercises. University of Missouri-Kansas City. http://cas.umkc.edu/casww/brethexr.htm (accessed 27 April 2009).

Chierici, George P. Egil Harvold, and W. James Dawson. 1970. Primate experiments on facial asymmetry. *Journal of Dental Research* 49: 847–851.

Cluff, R. A. 1984. Chronic hyperventilation and its treatment by physiotherapy: discussion paper. *Journal of the Royal Society of Medicine,* no. 77: 855–862.

Connell, Reid, Jeffrey Flemming, John Oldham, and Ann Porter Hoke. 1990. Cervical spine with human cadaver dissection. Professional course, Oregon Health Sciences University.

Consumer Reports on Health. 2008. Vol. 20, no. 11: 10.

Consumer Reports on Health. 2008. Dealing with a pain in the neck. 7.

Cooper, S. 2003. Effect of two breathing exercises (Buteyko and pranayama) in asthma: a randomised controlled trial. *Thorax* 58, no. 8: 674–679.

Cowley, Terrie. Status of TMD diagnosis and treatment. Who we are: TMJA presentations/letters. TMJ Association. http://www.tmj.org/061291.asp (accessed 14 April 2009). A public testimony presented 12 June 1991 to the National Institutes of Health Task Force on Opportunities for Research on Women's Health.

Davis County Schools Communication Interventions. *Sound production ideas.* http://www.davis.k12.ut.us/studentserv/LCMT/SiSS%20Hyperlink%20 Documents/communication%20Interventions/sound%20production%20 ideas.pdf (accessed 28 April 2009).

Dement, William C., and Christopher Vaughn. 1999. *The promise of sleep.* New York: Delacorte Press.

Dimitroulis, G. 2005. The prevalence of osteoarthrosis in cases of advanced internal derangement of the temporomandibular joint: a clinical, surgical and histological study. *International Journal of Oral Maxillofacial Surgery* 34, no. 4: 345–349.

Fabrizio, Philip. 2009. Ergonomic intervention in the treatment of a patient with upper extremity and neck pain. *Physical Therapy* 89, no. 4: 351–360.

Ferber, Richard. 2006. *Solve your child's sleep problems*. 2nd ed. New York: Fireside.

Fernandez de las Penas, C., C. Alonso-Blanco, M. L. Cuadrado, R. D. Gerwin, and J. A. Pareja. 2006. Myofascial trigger points and their relationship to headache: clinical parameters in chronic tension-type headache. *Headache* 46, no. 8: 1264–1272.

———. 2006. Trigger points in the suboccipital muscles and forward head posture in tension-type headache. *Headache* 46, no. 3: 454–460.

Folgering, H. 1999. The pathophysiology of hyperventilation syndrome. *Monaldi Archives of Chest Disease* 54, no. 4: 365–372.

Fragoso, Y. D., L. Carvalho, F. Ferrero, D. M. Lourenco, and E. R. Paulino. 2003. Crying as a precipitating factor for migraine and tension-type headache. *Sao Paulo Medical Journal* 121, no 1: 31–33.

Fried, Robert. 1999. *Breathe well, be well: a program to relieve stress, anxiety, asthma, hypertension, migraine, and other disorders for better health.* Hoboken, NJ: John Wiley and Sons, Inc.

Fried, Robert. 1987. *The hyperventilation syndrome, research and clinical treatment.* Baltimore, MD: The John Hopkins University Press.

Fumal, A., and J. Schoenen. 2008. Tension-type headache: current research and clinical management. *The Lancet Neurology* 7, no. 1: 70–83.

Galiano, R. 2004. The ins and outs of breathing. *The Dallas Morning News* (21 September 2004): 3E.

Gelb, Harold. 1985. *Clinical management of head, neck and TMJ pain and dysfunction: a multi-disciplinary approach to diagnosis and treatment.* 2nd ed. Philadelphia, PA: W.B. Saunders Company.

Gerwin, R. D. 2005. A review of myofascial pain and fibromyalgia—factors that promote their persistence. *Acupuncture in Medicine* 23, no. 3: 121–134.

Gilbert. C. 2003. Clinical applications of breathing regulation: beyond anxiety management. *Behavior Modification* 27, no. 5: 692–709.

Gold, Stephanie. 2007. Mind your body: a higher road to relaxation. *Psychology Today*. http://www.psychologytoday.com/articles/index.php?term=pto-4380. html&fromMod=popular_anxiety (accessed 30 April 2009).

Goode, Erica. 2002. The heavy cost of stress. *The New York Times*. 17 December 2002. http://www.nytimes.com/2002/12/17/science/the-heavy-cost-of-chronic-stress.html?pagewanted=1 (accessed 2 August 2009).

Gronqvist, J. B. Haggman-Henrikson, and P. O. Eriksson. 2008. Impaired jaw function and eating difficulties in whiplash-associated disorders. *Swedish Dentistry Journal* 32, no. 4: 171–177.

Guinn, James L. 2002. *TMD from A to Z.* Professional course. Salt Lake City, UT.

Gunson, Michael J., G W. Arnett, Bent Formby, Charles Falzone, and Carolyn Alexander. "Oral contraceptive pill use and abnormal menstrual cycles in women with severe condylar resorption: A case for low serum 17β-estradiol as a major factor in progressive condylar resorption." American Journal of Dentofacial Orthopedics 136.6 Dec. (2009): 772-779. Print.

Haaland, D. A., T. F. Sabljic, D. A. Baribeau, I. M. Mukovozov, and L. E. Hart. 2008. Is regular exercise a friend or foe of the aging immune system? A systematic review. *Clinical Journal of Sport Medicine* 18, no. 6: 539–548.

Hale, Theresa. 1999. *Breathing free.* New York: Harmony Books.

Hanten, W. P., S. L. Olson, N. L. Butts, and A. L. Nowicki. 2000. Effectiveness of a home program of ischemic pressure followed by sustained stretch for treatment of myofascial trigger points. *Physical Therapy* 80, no. 10: 997–1003.

Harvold, E. P. 1968. The role of function in the etiology and treatment of malocclusion. *American Journal of Orthodontics and Dentofacial Orthopedics* 54: 883–898.

Harvold, E. P., K. Vargervik, and G. Chierici. 1973. Primate experiments on oral sensation and dental malocclusions. *American Journal of Orthodontics and Dentofacial Orthopedics* 63: 494–508.

Harvold, E. P., B. S. Tomer, K. Vargervik, and G. Chierici. 1981. Primate experiments on oral respiration. *American Journal of Orthodontics and Dentofacial Orthopedics* 79, no. 4: 359–372.

Hedge, Alan. Tips for reducing eye strain. HealthyComputing.com. http://www. healthycomputing.com/articles/publish/tips/Tips_For_Reducing_Eyestrain. shtml (accessed 26 April 2009).

Hedge, Alan. Ergonomic guidelines for arranging a computer workstation—10 steps for users. http://ergo.human.cornell.edu/ergoguide.html (accessed 24 October 2009).

Hedge, Alan. What is the "best" sitting posture? HealthyComputing.com. http:// www.healthycomputing.com/articles/publish/news/What_is_the_Best_ Sitting_Posture.shtml (accessed 26 April 2009).

Hirsch, C., M. T. John, and A. Stang. 2008. Association between generalized joint hypermobility and signs and diagnoses of temporomandibular disorders. *European Journal of Oral Sciences* 116, no. 6: 525–530.

Holloway, E. A., and R. J. West. 2007. Integrated breathing and relaxation training (the Papworth method) for adults with asthma in primary care: a randomised controlled trial. *Thorax* 62, no. 12: 1039–1042.

Huang, F., L. Miao, Y. J. Chen, and J. Chen. 2008. Study of the influence of emotional stress on mechanical hyperalgesia of masseter muscles in rats. *Hua Xi Kou Qiang Yi Xue Za Zhi* 26, no. 3: 320–323.

Hutcherson, C. A., E. M. Seppala, and J. J. Gross. 2008. Loving-kindness meditation increases social connectedness. *Emotion* 8, no. 5: 720–724.

The Hypermobility Syndrome Association. The Brighton score—the new diagnostic criteria for HMS. http://www.hypermobility.org/diagnosis.php (accessed 24 July 2009).

Iglarsh, Annette, Florence Kendall, Carole Lewis, and Shirley Sahrmann. n.d. The secret of good posture. http://www.apta.org/AM/Template. cfm?Section=Home&TEMPLATE=/CM/HTMLDisplay.cfm& CONTENTID=20457 (accessed 26 April 2009) and http://www.larsonrehab. com/downloads/Posture%20brochure%20apta.pdf (accessed 16 November 2009).

Isberg, A., S. E. Widmalm, and R. Ivarsson. 1985. Clinical, radiographic and electromyographic study of patients with internal derangement of the temporomandibular joint. *American Journal of Orthopedics* 88, no. 6: 453–460.

Kabat-Zinn, Jon. 1990. *Full catastrophe living: using the wisdom of your body and mind to face stress, pain, and illness.* New York: Dell Publishing, 80.

Kang, H., G. J. Bao, and S. N. Qi. 2006. Biomechanical responses of human temporomandibular joint disc under tension and compression. *International Journal of Oral Maxillofacial Surgery* 35, no. 9: 817–821.

Kendall, Florence P. 2005. *Muscles Testing and Function with Posture and Pain.* 5th ed. Baltimore, MD: Lippincott Williams & Wilkins.

King, A. C., K. Baumann, P. O'Sullivan, S. Wilcox, and C. Castro. 2008. Effects of moderate-intensity exercise on polysomnographic and subjective sleep quality in older adults with mild to moderate sleep complaints. *The Journals of Gerontology Series A: Biological Sciences and Medical Sciences Advance* 63, no. 9: 997–1004.

Kokkonen, J., A. G. Nelson, C. Eldredge, and J. B. Winchester. 2007. Chronic static stretching improves exercise performance. *Medicine and Science in Sports and Exercise* 39, no. 10: 1825–1831.

Komiyama, O., M. Kawara, M. Arai, T. Asano, and K. Kobayashi. 1999. Posture correction as part of behavioural therapy in treatment of myofascial pain with limited opening. *Journal of Oral Rehabilitation* 26, no. 5: 428–435.

Kraus, Steven L. 1994. *Temporomandibular joint disorders.* 2nd ed. New York: Churchill Livingstone, Inc.

Lapointe, J., C. E. Dionne, C. Brisson, and S. Montreuil. 2009. Interaction between postural risk factors and job strain on self-reported musculoskeletal symptoms among users of video display units: a three-year prospective study. *Scandinavian Journal of Work and Environmental Health* 35, no. 2: 134–144.

Lass, N. J., L. V. McReynolds, J. L. Northern, and D. E. Yoder. 1988. *Handbook of speech-language pathology and audiology.* St. Louis, MO: B. C. Decker Inc.

Lazarus, C., J. A. Logemann, C. Huang, and A. W. Rademaker. 2003. Effects of two types of tongue strengthening exercises in young normals. *Folia Phoniatrica Et Logopaedica* 55, no. 4: 199–205.

Lipton, Richard B., and Marcelo E. Bigal, eds. 2006. Migraine and other headache disorders. Scribd/Taylor & Francis Group. http://www.scribd.com/doc/8567521/Migraine-and-Other-Headache-Disorders (accessed 14 April 2009).

Lipton, R. B., M. E. Bigal, T. J. Steiner, S. D. Silberstein, and J. Olesen. 2004. Classification of primary headaches. *Neurology* 10, no. 63: 427–435.

Liu-Ambrose, T., and M. Donaldson. 2009. Exercise and cognition in older adults: Is there a role for resistance-training programs? *British Journal of Sports Medicine* 43, no. 1: 25–27.

Magee, David G. 2008. *Orthopedic physical assessment.* 4th ed. St. Louis, MO: Saunders Elsevier.

Malfait, F., A. J. Hakim, A. De Paepe, and R. Grahame. 2006. The genetic basis of the joint hypermobility syndromes. *Rheumatology* 45, no. 5: 502–507.

Mason, R. 1979. Tongue thrust oral motor behavior: impact on oral conditions and dental treatment. Proceedings of the Workshop. U.S. Department of Health, Education, and Welfare, Public Health Service, National Institutes of Health.

Mason, R. M., and W. R. Proffit. 1974. The tongue thrust controversy: background and recommendations. *Journal of Speech and Hearing Disorders* 39:115–132.

Matchar, D. B., L. Harpole, G. P. Samsa, A. Jurgelski, R. B. Lipton, S. D. Silberstein, W. Young, S. Kori, and A. Blumenfeld. 2008. The headache management trial: a randomized study of coordinated care. *Headache* 48, no. 9: 1294–1310.

Matsunaga, K., A. Usui, K. Yamaguchi, and K. Akita. 2009. An anatomical study of the muscles that attach to the articular disc of the temporomandibular joint. *Clinical Anatomy* 22, no. 8 : 932–940.

McPartland, J. M. 2004. Travell trigger points—molecular and osteopathic perspectives. *Journal of the American Osteopathic Association* 104, no. 6: 244–249.

Messner, A. H., and M. L. Lalakea. 2000. Ankyloglossia: controversies in management. *International Journal of Pediatric Otorhinolaryngology* 54:123–131.

Mohl, N. 1977. Head posture and its role in occlusion. *International Journal of Orthodontics* 15, no. 1: 6–14.

Morgan, Douglas H., Leland R. House, William P. Hall, and S. James Vamas. 1982. *Diseases of the temporomandibular apparatus, a multidisciplinary approach.* 2nd ed. St. Louis, MO: C.V. Mosby.

Myss, Caroline. 1997. *Why people don't heal, and how they can.* New York: Harmony Books.

National Headache Association. Low tyramine headache diet. http://www.headaches.org/pdf/Diet.pdf (accessed 24 July 2009).

National Institute of Arthritis and Musculoskeletal and Skin Diseases. Fibromyalgia. http://www.niams.nih.gov/Health_Info/Fibromyalgia/default.asp (accessed 29 April 2009).

National Institute of Dental and Craniofacial Research with NIH online pamphlet. *TMJ disorders.* http://www.nidcr.nih.gov/OralHealth/Topics/TMJ/TMJ Disorders.htm (accessed 14 April 2009).

National Institutes of Health. 2006. Your guide to healthy sleep. NIH publication no. 06-5800. http://www.nhlbi.nih.gov/health/public/sleep/healthysleepfs.pdf (accessed 26 April 2009).

National Institutes of Health. Headache. http://www.nlm.nih.gov/medlineplus/ency/article/003024.htm (accessed 29 April 2009).

National Institutes of Health. Sleep apnea. http://www.nlm.nih.gov/medlineplus/sleepapnea.html (accessed 27 April 2009).

Neumann, D. A. 2002. *Kinesiology of the musculoskeletal system—foundations for physical rehabilitation.* St. Louis, MO: C.V. Mosby.

NIDCR National Institutes of Health. TMJ disorders. http://www.nidcr.nih.gov/OralHealth/Topics/TMJ/TMJDisorders.htm (accessed 29 April 2009).

NIDCR National Institutes of Health. 2009. Less is often best in treating TMJ disorders. http://www.nidcr.nih.gov/OralHealth/Topics/TMJ/LessisBest.htm (accessed 14 April 2009).

NIH Medline Plus. Obesity hypoventilation syndrome. http://www.nlm.nih.gov/medlineplus/ency/article/000085.htm (accessed 1 August 2009).

NINDS National Institute of Neurological Disorders and Stroke. NINDS occipital neuralgia information page. http://www.ninds.nih.gov/disorders/occipital neuralgia/occipitalneuralgia.htm (accessed 29 April 2009).

NINDS of the NIH. Headache: hope through research. http://www.ninds.nih.gov/disorders/headache/detail_headache.htm (accessed 25 October 2009).

Ohmure, H., S. Miyawaki, J. Nagata, K. Ikeda, K. Yamasaki, and A. Al-Kalaly. 2008. Influence of forward head posture on condylar position. *Journal of Oral Rehabilitation* 35, no. 11: 795–800.

Okeson, Jeffrey P. 2008. *Management of temporomandibular disorders and occlusion.* 6th ed. St. Louis, MO: Mosby Elsevier.

Ono, T., H. Iwata, K. Hori, K. Tamine, J. Kondoh, S. Hamanaka, and M. Yoshinobu. 2009. Evaluation of tongue-, jaw-, and swallowing-related muscle coordination during voluntarily triggered swallowing. *International Journal of Prosthodontics* 22, no. 4: 493–498.

Panjabi, M. M., and A. A. White III. 2001. *Biomechanics in the musculoskeletal system.* New Haven, CT: Churchill Livingstone, 175.

Perez, Graciela M. Ten tips to improve your ergonomics while driving. Los Alamos National Lab. http://www.lanl.gov/orgs/pa/newsbulletin/2004/05/17/ErgonomicsandDriving.pdf (accessed 26 April 2009).

Prater, Michael E., Byron J. Bailey, and Francis B. Quinn. 1998. Temporomandibular joint disorders. *Temporomandibular Joint Disorders.* http://www.utmb.edu/otoref/grnds/tmj-1998/tmj.htm (accessed 14 April 2009).

Proffit, W. R., B. B. Chastain, and L. A. Norton. 1969. Linguopalatal pressure in children. *American Journal of Orthodontics and Dentofacial Orthopedics* 55: 154–166.

Riley, J. L., C. D. Myers, T. P. Currie, O. Mayoral, R. G. Harris, J. A. Fisher, H.A. Gremillion, and M. E. Robinson. 2007. Self-care behaviors associated with myofascial temporomandibular disorder pain. *Journal of Orofacial Pain* 21, no. 3: 194–202.

Roach, Peter. 2004. *English phonetics and phonology.* New York: Cambridge University Press.

Rocabado, M., B. E. Johnston, and M. G. Blakney. 1982–1983. Physical therapy and dentistry: an overview. *Journal of Craniomandibular Practice* 1, no. 1: 47–49.

Rocabado, Mariano, and Z. Annette Iglarsh. 1991. *Musculoskeletal approach to maxillofacial pain.* New York: J. B. Lippincott Company.

Rocabado, Mariano. 1983. Arthrokinematics of the temporomandibular joint. *Dental Clinics of North America* 27, no. 3: 573–594.

Ruscello, D. M., C. Douglas, T. Tyson, and M. Durkee. 2005. Macroglossia: a case study. *Journal of Communication Disorders* 38, no. 2: 109–122.

Salt, W. B. II, and E. H. Season. 2000. *Fibromyalgia and the mind/body/spirit connection.* Columbus, OH: Parkview Publishing.

Saunders, H. Duane. 1985. *Evaluation, treatment and prevention of musculoskeletal disorders*. Minneapolis, MN: Viking Press, Inc., 317.

Saunders, H. Duane. 1992. *Self-help manual for your neck*. Chaska, MN: The Saunders Group, Inc.

Schwager, T. 2008. Exercise and the brain. *Advance for Physical Therapists and PT Assistants*: 28–29.

Scrivani, Steven J., David A. Keith, and Leonard B. Kaban. 2008. Temporo-mandibular disorders. *The New England Journal of Medicine* 359, no. 25: 2693–2705.

Senior, R. 2008. Follow these rules. *ADVANCE for Physical Therapists and PT Assistants* 19, no. 24: 20–21.

Sessle, Barry J., Gilles J. Lavigne, James P. Lund, and Ronald Dubner, eds. 2008. *Orofacial pain*. 2nd ed. Chicago, IL: Quintessence Publishing Co.

Simons, David G., Janet G. Travell, and Lois S. Simons. 1999. *Travell & Simons' myofascial pain and dysfunction: the trigger point manual*. 2nd ed. Baltimore, MD: Williams & Wilkins.

Simpson, Michael R. 2006. Benign joint hypermobility syndrome: evaluation, diagnosis, and management. *Journal of the American Osteopathic Association* 106, no. 9: 531–536.

Starlanyl, D., and M. E. Copeland. 1996. *Fibromyalgia & chronic myofascial pain syndrome: a survival manual*. Oakland, CA: New Harbinger Publications.

Svensson, P., T. List, and G. Hector. 2001. Analysis of stimulus-evoked pain in patients with myofascial temporomandibular pain disorders. *Pain* 92, no. 3: 399–409.

Talley, Robert L. 2006. TMD: an orthopedic perspective. Professional presentation, Dallas, TX.

Tingey, E. M., P. H. Buschang, and G. S. Throckmorton. 2001. Mandibular rest position: a reliable position influenced by head support and body posture. *American Journal of Orthodontics and Dentofacial Orthopedics* 120, no. 6:

614–622.

Travell, Janet G., and David G. Simons. 1983. *Myofascial pain and dysfunction: the trigger point manual.* Vol. 1. Baltimore, MD: Williams & Wilkins.

Tufts University. TMJ4. http://iris3.med.tufts.edu/dentgross/labguide/TMJ4. html (accessed 27 October 2009).

U.S. Department of Health and Human Resources. Physical activity guidelines for Americans. http://www.health.gov/PAGuidelines/committeereport.aspx. A summary is also available: http://www.health.gov/paguidelines/guidelines/ summary.aspx (accessed 24 July 2009).

U.S. Dietary Health Guidelines. http://www.health.gov/DietaryGuide lines (accessed 14 April 2009).

Vargervik, K. A., J. Miller, G. Chierici, E. Harvold, and B. S. Tomer. 1984. Morphologic response to changes in neuromuscular patterns experimentally induced by altered modes of respiration. *American Journal of Orthodontics and Dentofacial Orthopedics* 85, no. 2: 115–124.

Weiss, Curtis S., Mary E. Gordon, and Herold S. Lillywhite. 1987. *Clinical management of articulatory and phonologic disorders.* 2nd ed. Baltimore, MD: Williams & Wilkins.

Weiss T. M., S. Atanasov, and K. H. Calhoun. 2005. The association of tongue scalloping with obstructive sleep apnea and related sleep pathology. *Archives of Otolaryngology Head and Neck Surgery* 133: 966–971.

Wilson, Hilary. 2008. Speech-language pathologist. Personal interview.

Witherspoon, P. H., Jr. 2004. Why some cases of mandibular advancement fail. *Functional Orthodontist* 21, no. 2: 24–30, 32.

Yamada, K., Y. Satou, K. Hanada, T. Hayashi, and J. Ito. 2001. A case of anterior open bite developing during adolescence. *Journal of Orthodontics* 28, no. 1: 19–24.

Yatani, H. 2002. Comparison of sleep quality and psychologic characteristics in patients with temporomandibular disorders. *Journal of Orofacial Pain* 16, no. 3: 221–228. http://www.ncbi.nlm.nih.gov/pubmed/12221738 (accessed 8 November 2009).

Yunus, M. B. 2008. Central sensitivity syndromes: a new paradigm and group nosology for fibromyalgia and overlapping conditions, and the related issue of disease versus illness. *Seminars in Arthritis and Rheumatism* 37: 339–352.

Zhao, Y., and D. Ye. 1994. Measurement of biting force of normal teeth at different ages. *Hua Xi Yi Ke Da Xue Xue Bao* 25, no. 4: 414–417.

Zarb, George A., Gunnar E. Carlsson, Barry J. Sessle, and Norman D. Mohl. 1995. *Temporomandibular joint and masticatory muscle disorders*. 2nd ed. Munksqaard, Copenhagen: Mosby